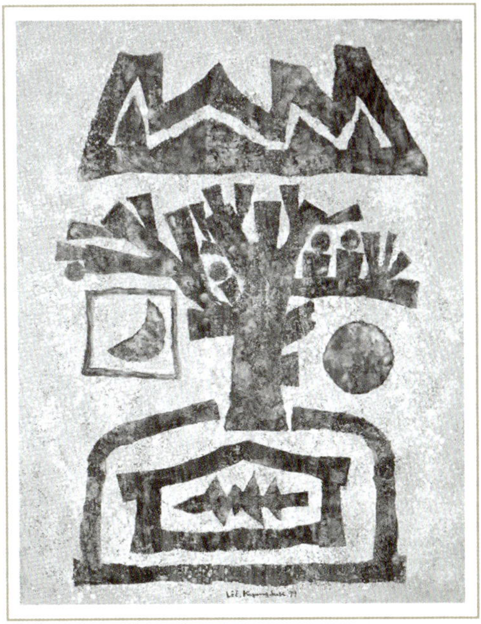

삶의 본질 그리고 업그레이드

이계준 편저

가족이 모두
건강하기를 소원하며
정성으로 늘 끼니를 장만하시는
어머니께
이 책을 드립니다.

들어가며

사람이 맡겨진 일을 잘 감당하고 지낼 때에는 건강의 소중함을 그리 느끼지 못한다. 그런데 몸의 상태가 늘 하던 일 조차 하기가 힘들게 되면 그간 건강하게 살아왔던 것이 얼마나 큰 축복이었는가를 비로소 알게 된다. 그리고 건강을 잃게 된 원인을 곰곰이 생각하며 자신에게 이러한 질문들을 한다.

내 몸은 무엇으로 되어 있는가?
내 몸을 움직이는 힘은 어디에서부터 오는 것일까?
내 몸의 상태가 왜 나빠졌는가?
어떻게 하면 건강을 되찾아 이를 잘 유지할 수 있을까?

그리고 내 스스로 나에게 한 이러한 질문에 대하여 시원스럽게 답을 하지 못하는 자신을 발견하게 된다.

이제, 이 책을 통하여 내 몸을 구성하는 물질이 무엇이며 내가 살아 움직이는 힘이 어디에서 오는 지를 이해하여보자!

늘 먹는 음식물의 본질과 먹은 음식이 어떠한 과정을 거쳐 살아가는 힘이 전달되고 몸이 건강하게 유지되는 지를 이해하게 될 것이다. 사람은 하루 세 차례 끼니를 거르지 않고 먹어야 나름대로의 일을 할 수 있다.

올바르게 섭생(diet)하여 건강한 몸으로 더 나은 삶을 세워가는 자신의 모습을 발견하고 스스로 감사하기를 기원한다.

2016년 12월

衆香園에서

李 啓 準 謹識

저자 소개

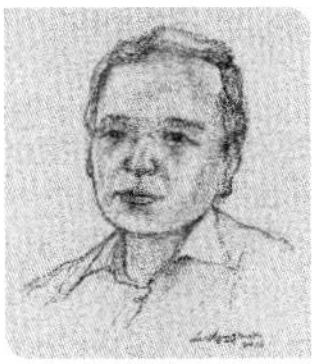

이 계 준

서울대학교 자연과학대학 생명과학부에서 30년간 교수로 재임하며 미생물학 연구와 학생 교육에 전념하여 수많은 학사, 석사 및 박사를 배출하였으며 다수의 연구 논문을 학술지에 발표하였다. 한국미생물학회 회장, 한국미생물 · 생물공학회 회장, 한국방선균학회 회장, 한국생명약학회 회장, 세계미생물유전학회 사무총장 등을 역임하며 학문 발전에 기여하였다.

기초학문에서의 연구업적과 학문으로 사회에 공헌한 면이 높게 인정되는 연구자에게 수여하는 최고 학위인 Doctor of Science를 받는 큰 영예(榮譽)을 얻었다.

정년퇴임에 즈음하여 서울대학교 명예교수로 추대되었다.

삶의 본질 그리고 업그레이드 출간을 축하하며

올해 십일월의 마지막 날에 반가운 얼굴 이계준 교수와 점심을 함께하고 티 하우스에서 한 해 동안의 근황을 서로 전하며 정다운 담소를 나누었다.

평생 그림을 그리는 나는, 그가 전하는 '하늘, 땅, 그리고 인간', '섭생과 순환'에 대한 이야기들을 들으며 오늘의 풍요로움이 넘치는 시간에서의 삶의 본질에 대하여 새롭게 생각하는 시간이 되었다.

이 교수는 내게 전한 내용들을 책으로 곧 출판할 예정이라 하였다. 생명과학에서 흔히 사용하는 어휘에 익숙하지 않은 나로서는, 그가 전해준 내용이 이해하기가 어려울 수밖에 없는데, 보다 쉽게 이해하게 하고 삶의 본질을 업그레이드하는 바른 길을 보여준다 하니 고마운 마음이었다.

이 교수는 나에게 펼쳐 낼 책의 표지를 도안하여 주기를 청하였다. 나는 그가 책을 펴내려는 진솔한 마음에 이끌리어, 더불어 사는 생명체의 삶, 그 삶을 다한 후에 자연으로 되돌아가는 환원의 과정을 거치면서 지구상의 물질이 영원히 순환을 겸손하게 받아들이는 삶이 되도록 스스로 성실하여야 하지 않나! 생각하며 이를 담아내는 작품을 선택하였다.

오랜 시간 잘 담궈져 온 술처럼 그의 오랜 사유로 가려 뽑아 담은 이 책이 모든 이들의 삶의 본질을 업그레이드하는 안내서가 되리라 믿으며 반백년 가까이 함께한 친구가 따뜻한 박수를 보낸다.

2016년 11월

이 경 석
(서양화가, 경남대학교 명예교수)

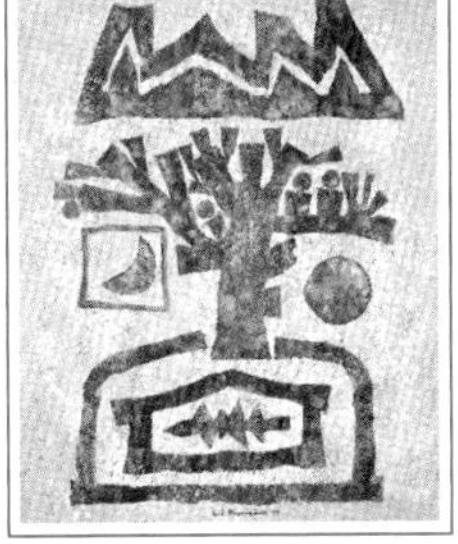

표지 설명

작품제목 | 흔적(痕跡)9917
작　　가 | 이경석
재　　료 | 켄버스에 유화(油畵)
크　　기 | 91x116 cm (50호F)
제작년도 | 1999년
내　　용 | 해와 달, 산과 강, 나무와 마을과 함께하는 인간의 삶의 순환을 표현 하였음

CONTENTS

삶의 본질을 업그레이드하기 위하여 꼭 알아야 할 **지식 112가지**

CONTENTS

제 3 장 사람의 몸에 에너지를 전달하는 탄수화물

제 4 장 사람의 몸을 만들고 대사를 조절하는 단백질

CONTENTS

CONTENTS

CONTENTS

CONTENTS

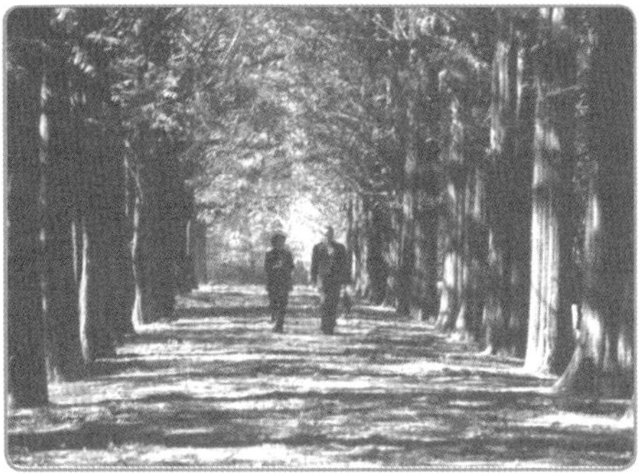

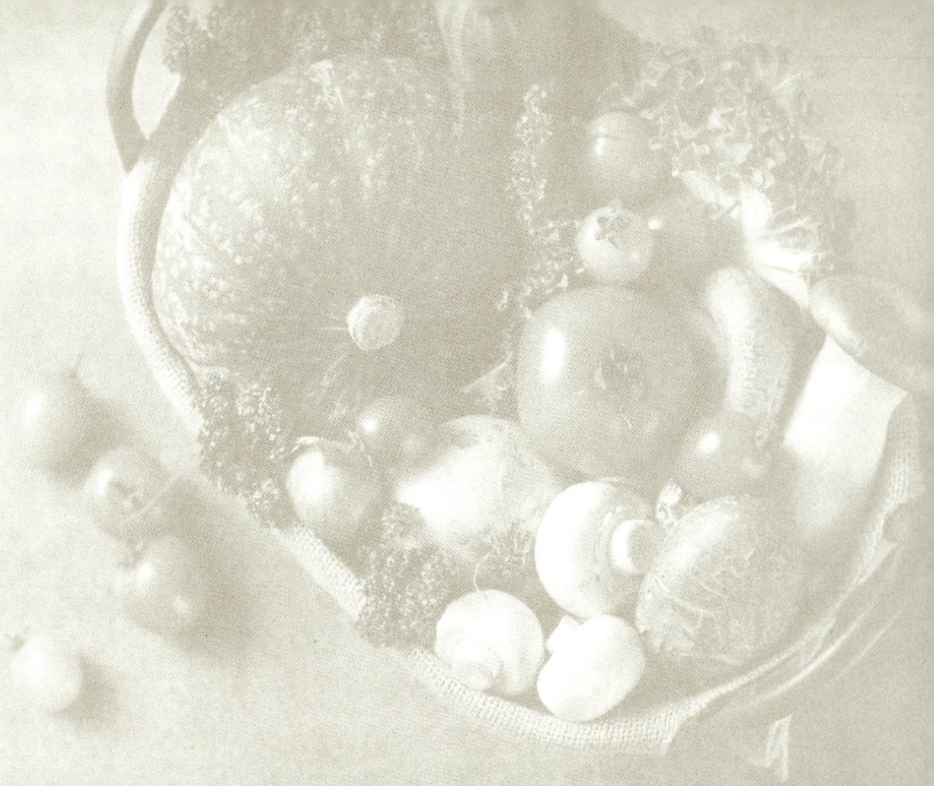

제 1 장

물질로 만들어지는 사람의 몸

물체의 본질은 무엇인가?

물체의 외형적 특성은 어떻게 결정되는가?

물체의 활성은 왜 서로 다른가?

다양한 물체가 만들어지는 경로는?

생명체를 만드는 화합물이 만들어지는 경로는?

사람의 몸을 만드는 물질의 공급은?

1.1 물체의 본질은 무엇인가?

우리가 늘 보는 수많은 물체를 만드는 본질을 물질이라고 하며 물질을 구성하는 기본 단위체를 원자(原子)라고 한다. 원자는 화학적으로 더 이상 나눌 수 없는 실체로서 영어로는 atom이라고 한다. Atom이란 고대 그리스어에서 유래된 것으로 '더 이상 나뉠 수 없다.'는 뜻을 지니고 있다.

원자는 각기 고유한 질량과 부피를 가지고 있으며 그 내부는 채워져 있어 다른 원자가 들어가거나 관통하여 지나갈 수 없다. 따라서 화학적 방법으로 순수하게 정제된 각 원자는 오직 한 개의 원자로 존재한다. 여기서 화학적 방법이란 각 원자가 지니고 있는 고유한 질량과 부피와 같은 물리적 특성이 상실되지 않고 그대로 유지되는 범위 안에서 분리하는 방법을 의미한다.

현재까지, 지구 환경에 있는 물체로부터 총 94개의 원자가 확인되었으며 이후에 인위적인 방법으로 얻은 24개를 합하여 총 118개의 원자가 확인되었다. 각 원자는 영어로 국제 공용의 고유한 원자명이 부여되며 부여된 영어의 첫 글자를 대문자, 또는 첫 대문자에 소문자를 병기한 것으로 원자기호를 정한다. 그리고 원자의 질량이 낮은데서 부터 순차적으로 정한 원자번호가 부여된다.

예를 들면, 원자 중에 가장 가벼운 원자인 Hydrogen (수소)의 원자기호는 H, 원자번호는 1이며 질량이 1이다. 그리고 두 번째로 가벼운 원자인 Helium(헬륨)의 원자기호는 He, 원자번호는 2이며 질량은 4이다. 공기 중에 있는 Oxygen(산소)의 원자기호는 O, 원자번호는 8이며 질량은 16이다.

지구 환경에 있는 원자는 드러나는 형태에 따라 고체, 액체 및 기체로 구분되며 온도와 압력의 변화에 따라 그 형태가 변화된다. 그리고 원자와 원자가 만나 새로운 물체를 만들기도 한다. 우리가 늘 상 보고 또 만질 수 있는 각 물체가 서로 다른 형태와 특성을 나타내는 것은 이들 물체에 들어 있는 원자의 구성이 서로 다르기 때문이다.

1.2 물체의 외형적 특성은 어떻게 결정되는가?

원자의 구조를 더 자세히 분석하면, 원자의 중심에 고정된 핵이 있으며 핵 안에는 양성자와 중성자가 들어 있다. 핵 외곽에 있는 전자구름 안에 전자가 들어있다.

원자번호 2 번인 헬륨(He)을 축구공과 같은 크기로 확대한다면, 공의 한 가운데에 3~4 mm 정도 크기의 작은 공 모양의 핵이 있고 전자는 전자구름 안에서 끊임이 없이 이동한다. 전자는 핵에 가까우면 가까울수록 높은 밀도로 분포하고 핵에서 멀어지면 멀어질수록 느슨하게 분포한다.

양성자와 중성자는 실질적인 질량이 있으나 전자는 질량이 없기 때문에 원자 질량은 양성자 수와 중성자 수를 합한 값으로 결정된다. 그리고 중성자는 전기적 전하를 띠지 않으며 양(+)전하를 띠는 양성자의 수와 음(−)전하를 띠는 전자의 수가 같기 때문에 **원자의 전하**는 중성이 된다.

예를 들어, 원자번호 8번인 산소(O)의 핵에는 8개의 양성자와 8개의 중성자가 들어 있어 산소의 질량은 16이 되고 양성자와 전자가 각 각 8개이기 때문에 산소의 전기적 전하는 중성이 된다.

원자의 부피와 질량은 각 원자에 들어 있는 양성자, 중성자 및 전자의 수에 의하여 결정된다. 원자핵에 양성자 수보다 중성자의 수가 늘어나게 되면 원자번호는 동일하지만 질량이 늘어나게 되는데 이런 원자를 **동위원소**라고 한다. 각 물체가 가지고 있는 부피와 질량과 같은 물리적인 특성은 각 물체를 구성하는 원자들의 조합에 의하여 결정된다.

1.3 물체의 활성은 왜 서로 다른가?

원자 안의 전자구름은 핵으로부터 가까운 위치를 기준으로 하여 제1전자구름, 제2전자구름, 제3전자구름으로 구분하며 이중에서 핵에서 제일 먼 곳에 있는 전자껍질을 **최외전자구름**이라고 한다.

제1전자구름에는 2개의 전자가 들어가며 제2전자구름에는 8개의 전자가 들어가고 제3전자구름에는 최대 16개의 전자가 들어갈 수 있다. 전자구름에 들어 있는 전자는 2개씩 짝을 지어 존재하고 있는데 짝을 짓지 못하고 홀로 있는 전자를 **자유전자**라고 한다.

예를 들어, 원자번호 8번인 산소원자에는 양성자 8개와 중성자 8개가 핵에 들어 있고 8개의 전자 중에 2개는 제1전자구름에 짝을 지어 들어 있고 나머지 6개의 전자는 제2전자구름에 들어 있다. 이 중 4개는 2개씩 짝을 이루고 있으나 나머지 2개는 짝을 짓지 못하고 자유전자로 존재한다.

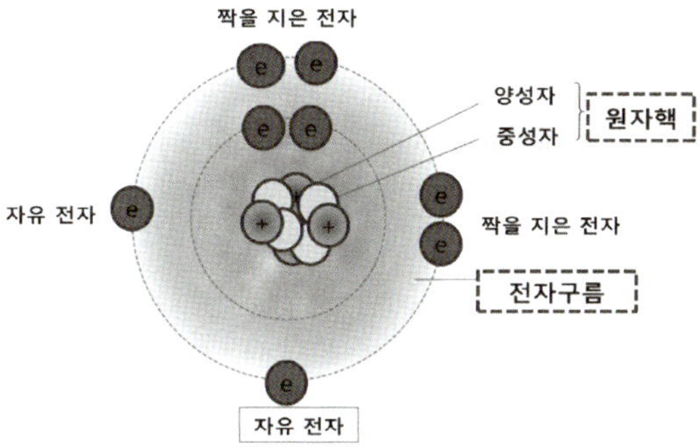

▲ 산소원자 내 양성자, 중성자, 전자 분포

최외전자구름에 들어 있는 전자 중에서 자유전자는 짝을 지으려는 경향이 강하다. 이를 **원자활성**이라고 하며 자유전자가 짝을 짓기 위하여 이동하는 전자의 수를 **원자가**라고 한다. 현재까지 확인 된 총 118개의 원자들을 원자가대로 분류하면 18족(族)으로 구분되는데, 이를 **원자주기율표**이라고 한다.

원자주기율표에서 제1족에서부터 17족까지 각 족에

분류된 원자들은 최외전자구름에 들어 있는 자유전자의 수가 같아서 같은 화학활성을 갖는다. 그러나 제18족에 분류되는 원자는 최외각전자껍질에 자유전자가 없어 화학활성이 없다.

1.4 다양한 물체가 만들어지는 경로는?

한 원자의 최외각전자구름에 자유전자가 있으면 다른 원자에게 이 자유전자를 내보내든지 또는 다른 원자로부터 전자를 받아들여 홀로 있는 자유전자가 짝을 짓게 한다. 자유전자를 다른 원자에게 내보낸 원자에는 양성자 수가 전자 수보다 많아서 전기적으로 (+)전하를 띠는 양이온이 된다. 반면에 전자를 받아들인 원자는 전자 수가 양성자 수 보다 많아지기 때문에 전기적으로 (−)전하를 띠는 음이온이 된다.

예를 들면, 제1족에 속한 원자 나트륨(Na)은 최외각전자구름에 자유전자 1개가 있는데 이를 내보내면 11개의 양성자와 10개의 전자가 있는 나트륨이온(Na^+)이 된다. 제17족에 분류된 염소(Cl)는 최외각전자구름에 자유전자 1개가 있는데 전자 1개를 다른 원자에서 받아들이면 17개의 양성자와 18개의 전자가 들어 있는 염소이온(Cl^-)이 된다.

나트륨이온(Na^+)과 염소이온(Cl^-)은 전기적 힘으로 서로 상대를 강력하게 끌어 당겨 서로 결합을 하는데 이러한 결합을 이온결합이라고 한다. 이온결합을 통하여 만들어진 소금은 나트륨이온(Na^+)과 염소이온(Cl^-)과는 전혀 다른 특성을 갖는 새로운 화합물이다.

한편, 최외각전자구름에 자유전자가 있어 불안정한 원자가가 다른 불안정한 원자와 자유전자를 서로 공유하면 화학적으로 안정한 새 화합물이 만들어 진다. 이렇게 자유전자를 서로 공유하는 결합을 공유결합이라고 하며 만들어지는 화합물은 공유결합 화합물이라고 한다.

예를 들면, 수소원자(H)는 최외전자구름에 자유전자 1개가 들어 불안정하기 때문에 다른 수소원자(H)와 만나 자유전자를 서로 공유하면 수소분자(H_2)가 된다. 만들어진 수소분자는 화학적으로 안정한 기체로 공기 중에 존재한다.

산소원자(O)는 8개의 전자를 가지고 있는데 이중 2개는 최외전자구름에 자유전자로 각각 존재하기 때문에 산소원자는 상태로 자연에 존재하지 못한다. 그러나 산소원자 2개가 만나 전자를 서로 공유하면서 만들어진 산소분자(O_2)에는 자유전자가 없기 때문에 안정하여 공기 중에 약 20% 정도로 존재한다.

자유전자 2개를 가지고 있는 산소원자가 1개의 자유전자를 가지고 있는 수소원자 2개와 만나 전자를 서로 공유하면 산소와 수소에 있는 자유전자가 모두 짝을 지어 만들어지는 H_2O는 안정한 새로운 화합물이다.

같은 원자가 공유결합을 하여 만들어지는 H_2 및 O_2를 원자와 구분하여 원소라고 하며 H_2O와 같이 서로 다른 원자로 만들어진 것을 **화합물**이라고 한다. 원소와 화합물을 구분하지 않고 여러 원자들이 모여 만들어진 것을 **분자**라고 한다. 원소, 화합물 또는 분자는 각기 고유한 부피와 질량을 가지고 있어 이들을 통칭하여 **물체**라 한다.

최외각전자구름에 들어 있는 자유전자를 가지고 있어 다른 원자들과 결합려는 화학적 활성이 강한 활성원자는 다른 활성원자와 이온결합 또는 공유결합을 하기 때문에 각기 고유한 특성과 형태를 가진 다양한 물체가 만들어진다.

1.5 생명체를 만드는 화합물이 만들어지는 과정은?

물체 중에서 생명현상과 무관한 물체를 **무기체**이라고 하며 생명력이 실질적으로 유지되고 있는 물체를 **생명체**라고 한다. 그리고 무기체에 들어 있는 화합물을 **무기화합물**이라고 한다. 그리고 생명체를 구성하는 화합물을 **유기화합물**이라고 한다.

무기화합물은 생명체 이전의 원초적인 화합물로서 생명체에서 필요로 하는 유기화합물을 만드는 원료가 된다. 식물체는 태양에너지와 자연에 있는 탄산가스(CO_2)와 물(H_2O)과 같은 무기화합물을 이용하여 **광합성과정**을 통하여 유기화합물인 **탄수화물**을 만든다. 식물체와 같이 무기화합물을 이용하여 유기화합물을 합성하며 스스로 자라고 결실을 맺는 생물을 **독립영양생물**이라고 한다.

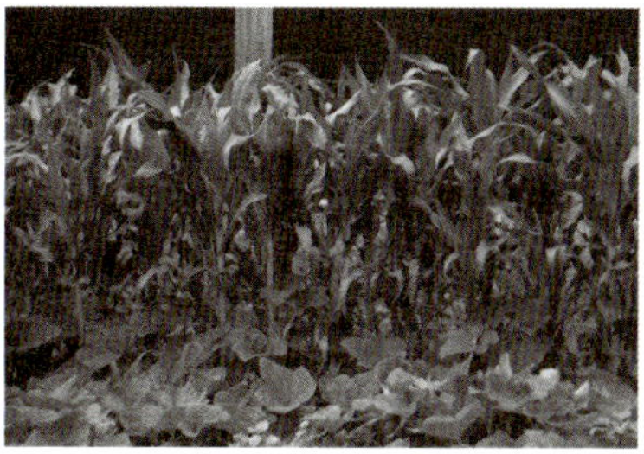

▲ 독립영양생물인 식물은 태양에너지와 무기화합물을 이용하여 탄수화물을 광합성하며 자란다.

한편 식물체에 들어 있는 탄수화물 같은 유기화합물은 다른 생물의 먹이가 되어 각 생명체를 구성하는 원료화합물이 된다. 이같이 다른 생명체에 만들어진 유기화합물을 섭취하여 이를 소화하고 흡수하여 대사하면서 성장하는 생명체를 종속영양생물라고 한다.

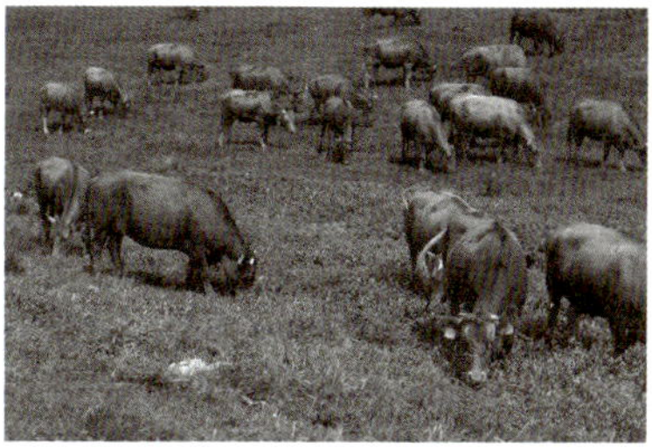

▲ 종속영양생물인 초식동물은 독립영양생물인 풀에서 만들어지는 유기화합물을 먹으며 자라고 번식을 한다.

1.6 사람의 몸을 만드는 물질의 공급은?

사람의 몸을 구성하는 화합물에 들어 있는 원자의 수는 29개로 확인되었는데 이들 원자들은 인체에 들어 있는 구성비와 그 역할을 근거로 주요원자, 부 주요원자 및

인체를 구성하는 원자의 구성 비율			
구분	이름 (화학 기호)	구성 비율 (%)	
		물을 뺀 체 질량	물을 포함한 전 체중
주요원자	탄소	50.0	18.5
	산소	26.0	65.0
	질소	10.0	3.2
	수소	3.0	9.5
부주요원자	칼슘	5.0	1.5
	인	3.0	1.0
	칼륨	1.0	0.4
	유황	0.7	0.3
	나트륨	0.3	0.2
	염소	0.3	0.2
	마그네슘	0.3	0.1
미량원자	망간, 철, 코발트, 니켈, 구리, 주석, 셀렌, 브롬, 몰리브덴, 요도, 리튬, 보론, 불소, 실리콘, 바나듐, 크롬, 비소, 스트론튬	총합 1 미만	

미량원자로 구분한다.

인체를 구성하는 **주요원자**인 탄소(C), 산소(O), 질소(N) 및 수소(H)는 모두 다 화학적 활성이 강한 활성 원자로서 다양한 형태의 유기화합물을 만든다. 그리고 유기화합물은 인체를 만드는 기본 화합물로 가장 많이 들어 있어 인체에 들어 있다.

부주요원자로 뷴류되는 칼슘(Ca), 인(P), 칼륨(K), 유황(S), 나트륨(Na), 염소(Cl), 마그네슘(Mg)은 인체를 구성하는 화합물을 만들며 또한 인체에서의 생리적 활성을 조절한다. 그리고 **미량원자**로 분류된 망간(Mn), 철(Fe), 코발트(Co), 니켈(Ni) 등은 인체에 들어 있는 량은 아주 적지만 생리적 활성 유지에 중요한 역할을 한다.

인체를 구성하는 각 원자들은 그 구성 비율에 관계없이 모두 다 인체 내에서 일어나는 필수적인 생리적 활성을 조절하는 중요한 역할을 한다. 따라서 이들 원자 중에 어느 한 개의 원자가 결핍이 되면 곧바로 인체에서 일어나는 중요한 생리적 활성이 중단되어 생명을 이어갈 수 없다.

사람은 종속영양생물이기 때문에 다른 생명체에서 만들어진 유기화합물을 음식으로 섭취하여 인체를 구성하는 원자들을 공급한다. 인체를 구성하는 모든 세포, 조직, 기관을 건강하게 만들어 이들의 기능을 원활하게 유지하게 하는 것을 **영양**(營養)이라고 한다. 영양을 위하여 섭취하여야 하는 화합물을 **영양소**(營養素)라고 한다.

사람은 통상 하루 세 번의 식사를 통하여 다른 생명체에서 만들어진 탄수화물, 지질, 단백질 및 비타민, 항산화화합물과 같은 **유기영양소**와 미량이지만 반드시 섭취하여야 하는 **무기영양소** 및 **물**을 섭취해야만 건강하게 살 수 있다. 음식물을 통하여 섭취되는 영양소는 사람이 건강하게 더 나은 삶을 유지하게 하는 본질이다.

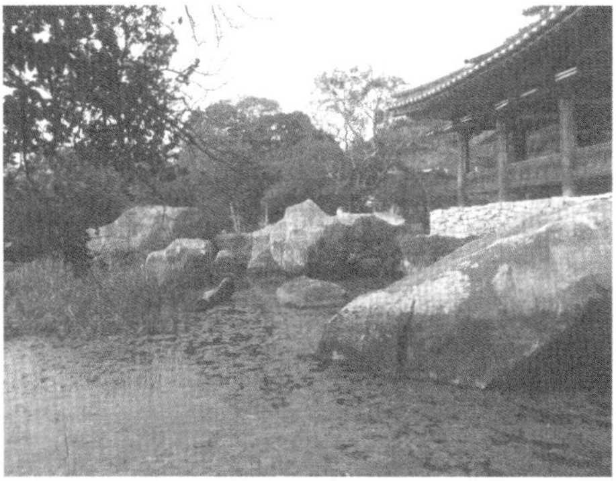

지구 환경에 있는 물체를 구성하는 원자는 총 118개로 확인되었다. 원자들은 결합하여 화합물이 되고 화합물이 모여 생명체가 된다. 사람의 몸을 만드는 원자는 약 29개로 이중 탄소, 산소, 질소, 수소의 합이 전체 질량의 96.3%가 된다. 사람은 다른 생명체에서 만들어진 화합물을 섭취하고 대사하여 몸을 만들고 힘을 얻어 삶을 유지한다.

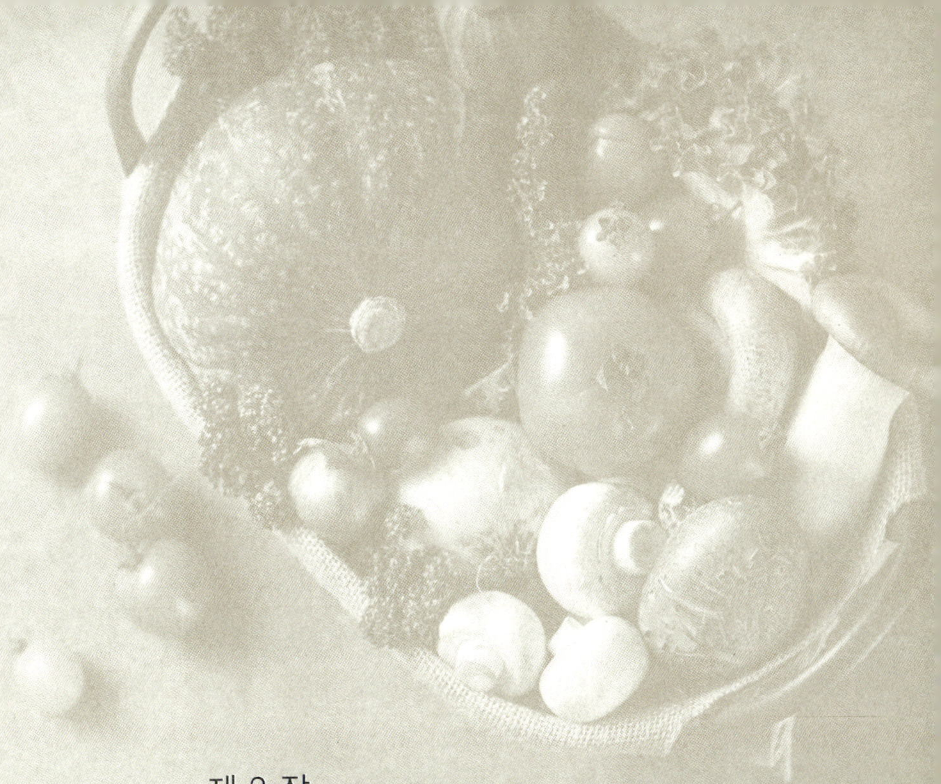

제 2 장

사람의 몸에서 사용되는 에너지

에너지란 무엇인가?

인체에서 사용되는 에너지는 어디에서 오는가?

인체에서 에너지를 받아 전달하는 화합물은 어떻게 생성되는가?

인체에서 에너지는 어떻게 전달되는가?

인체에서 호흡과 에너지 생성과의 관계는?

근육조직을 키우면 활력이 좋아지는 이유는?

인체에서 에너지 전달과 사용의 효율은?

에너지를 전혀 사용하지 않고도 생명이 유지될까?

2.1 에너지란 무엇인가?

자연에 존재하는 물체들은 그 모양이 수시로 변화되고 또는 다른 장소로 이동을 한다. 물체의 변화와 이동이 자연스럽게 일어나는 것으로 보이지만 실제로는 일정한 형태의 **힘**이 사용되어야 물체는 비로소 변화되고 이동하게 된다.

물체가 변화되고 이동되는데 사용되는 **힘**을 **에너지**(energy)라고 하며 물체가 에너지를 사용하여 변화되고 또는 움직이는 현상을 **일** 또는 **반응**이라고 한다.

우리는 평소에 에너지란 단어를 자주 사용하고 또 실제로 에너지를 여러 면에서 사용하고 있으나 그 에너지는 눈으로 보지 못하고 손으로 잡아 만질 수도 없다. 에너지는 물리적인 특정한 공간에 들어 있으며 가름할 수 있는 량이 있고 한 곳에서 다른 공간으로 전달되는 실체적인 존재이다.

에너지가 사용되면서 일 또는 반응이 일어나는 특정한 공간을 **반응계**라고 하며 반응이 일어나지 않는 공간을 **주변**이라고 하며 **경계**로 반응계와 주변을 구분한다. 반응계에서 에너지는 **위치에너지**와 **운동에너지**로 구분된다. 반응계에서 일을 하는데 실제로 사용되는 운동에너지는 위치에너지에서 전화되는 것이다. [부록 2.1 참조]

가령, 밥을 지으려고 쌀과 물을 전기밥솥에 넣고 전

원을 켜고 일정한 시간이 지나면 밥이 된다. 이 때 밥솥 안은 반응계이고 솥 밖은 주변이며 밥솥 몸체는 경계가 된다. 전기에 들어있는 위치에너지가 운동에너지로 전환이 되어 밥을 짓는데 사용이 된다.

실체적으로 존재하는 에너지 량은 열량으로 측정된다. 열량을 나타내는 국제표준단위(SI)는 줄(joule)이며 흔히 사용하는 칼로리(calorie)는 상압에서 1 g의 물을 1℃ 올리는데 필요한 열량으로 1 cal는 4.2 줄에 해당한다. 한편, 자연에 들어 있는 에너지 량을 단순히 비교하는 수치를 온도라고 한다. [부록 2.2 참조]

2.2 인체에서 사용되는 에너지는 어디에서 오는가?

사람은 태어나서 자라고 활동하며 살아가는 데 반드시 일정한 량의 에너지를 사용한다. 인체에서는 필요로 하는 에너지를 스스로 생성하여 조달하는 것이 아니고 이미 존재하고 있는 에너지를 받아 사용한다.

식사를 통하여 섭취된 탄수화물이 대사되면서 나오는 화학에너지를 사용하는 것이다. 여기서 화학에너지는 위치에너지의 한 형태로 식물체에서 탄수화물이 광합성될 때 태양광선으로 오는 에너지의 일부가 탄수화물에 저장된 것이다.

포도당 광합성:

$$6CO_2 + 6H_2O + Eh \rightarrow C_6H_{12}O_6 + 6O_2$$

(탄산가스) (물) (태양에너지) → (포도당) (산소)

포도당을 공기 중에서 연소하면 이산화탄소와 물로 분해되며 포도당 1 분자에 저장된 화학에너지 686 kcal이 열로 전환된다. 즉, 포도당 1분자에는 686 kcal의 화학에너지로 저장된 것이다.

식사를 통하여 섭취된 탄수화물이 소화기관을 통하여 포도당으로 흡수되고 흡수된 포도당이 인체에서 대사되면서 포도당에 들어 있는 화학에너지(686 kcal)의 일부가 인체에서 사용되는 에너지 화합물인 ATP로 전달된다.

ATP에 저장되는 화학에너지는 태양에너지를 받아 광합성이 된 탄수화물에 저장된 화학에너지가 인체 내에서 진행되는 세포호흡대사를 통하여 ATP에 화학에너지로 전달된 것이다.

포도당 세포호흡대사:

$$C_6H_{12}O_6 + 6O_2 \rightarrow 6CO_2 + 6H_2O + nATP$$

(포도당) + (산소) → (탄산가스) + (물) + (생체에너지)

인체에서 사용되는 에너지는 자연에서 진행되는 반응계에 존재하는 에너지와 똑같이 열역학에서 정의하는 모든 원리가 다 적용된다. 인체 내에서 사용되는 에너지는 인체 내에서 스스로 창출되는 것이 아니고 오직 섭취된 탄수화물이 소화되고 대사되면서 탄수화물에 들어 있는 화학에너지의 일부가 전환되는 것이다. [부록 2.3 참조]

2.3 인체에서 에너지를 받아 전달하는 화합물은 어떻게 생성되는가?

음식을 통하여 섭취된 탄수화물이 소화되어 흡수된 포도당은 인체 내에 순환하는 혈액을 통하여 근육세포, 간세포 및 적혈구로 전달된다. 각 세포로 전달된 포도당은 ATP 생성과 인체를 구성하는 유기화합물 합성에 사용된다.

ATP가 생성되는 대사를 **이화대사**이라고 하는데 세포질에서 포도당이 산소와 결합하는 반응이기 때문에 **세포호흡대사**라고도 한다. 세포호흡대사는 **해당작용**, **크렙스회로** 및 **전자전달계**를 거치는 3단계로 진행된다.

이렇게 3 단계에 걸쳐 진행되는 세포호흡대사의 결과, 포도당 1 분자에서 6 분자의 물과 6 분자의 탄산가스, 그리고 30분자 이상의 ATP가 생성된다. 섭취된 탄수화물이 대사되어 ATP를 생산하는 세포호흡대사는 연소반응과 같아서 이산화탄소와 물이 생성되며 포도당에 들어 있는 화학에너지의 일부가 ATP에 화학에너지 형태

로 저장되는 반응이다. [부록 2.4 참조]

2.4 인체 내에서 에너지는 어떻게 전달되는가?

세포호흡대사를 거쳐 생성된 ATP는 인체의 생명력을 유지하는데 사용된다. ADP에서 ATP가 생성되는 세포호흡대사는 7.3 kcal 에너지가 들어가는 흡열반응으로 생성된 ATP에는 ADP에 비해 7.3 kcal 만큼 화학에너지가 증가된다.

인체에서 에너지가 필요하면 ATP를 ADP로 분해하면서 나오는 7.3 kcal의 에너지가 공급된다. ATP가 ADP로 분해되는 반응은 7.3 kcal의 에너지가 방출되는 발열반응으로 생성된 ADP는 ATP에 비하여 7.3 kcal 만큼 화학에너지가 감소된다. [부록 2.5 참조]

이같이 ATP가 생성되고 생성된 ATP가 분해되는 반응을 통하여 인체에서 필요한 에너지가 저장되고 또 전달이 되는 것이다. 인체에서 에너지의 전달은 그 량이 많은 데에서 적은 곳으로 전달되는 현상으로 이루어진다. [부록 2.6 참조]

2.5 인체에서 호흡과 에너지 생성과의 관계는?

인체 내 세포에서 흡수된 포도당으로부터 세포호흡대사를 통하여 ATP가 생성되고 생성된 ATP가 사용되는 것은 서로 매우 긴밀하게 연계되어 있다. 인체 내에서 ATP의 생성이 계속되어 ATP가 일정한 농도 이상으로 올라가면 ATP 생성은 일시적으로 중단된다. 그리고 저장된 ATP가 사용되어 일정한 농도 이하로 내려가면 중단되었던 ATP 생성은 곧바로 재개가 된다.

인체에서 ATP 생성은 섭취되는 음식물의 특성, 소화계에서 소화와 흡수 능력, 근육조직의 형성 정도, 심폐 기능에 따라 결정된다. 이중에서 ATP생성에 가장 민감하게 영양을 주는 것은 혈중 산소 농도이다.

산소가 혈액에 녹는 용해도는 매우 낮기 때문에 세포호흡대사에서 요구되는 산소를 공급하기 위하여 사람은 끊임없이 호흡하고 심장은 주기적으로 박동을 하여야 한다. 성인의 경우 1분에 1.8~2.4 g 정도의 산소가 혈액으로 녹아 들어간다.

혈액에 산소 농도가 포화가 된 상태에서 세포호흡대사가 진행되면 포도당 1 분자에서 약 30 분자 이상의 ATP가 생산된다. 이같이 산소가 충분히 공급되는 범위 안에서 포도당이 대사되는 것을 유산소대사라고 한다.

사람이 운동의 정도를 높여가면 호흡이 더 가빠지고 심장 박동이 증가한다. 운동에 필요한 ATP를 생성하기 위하여 더 많은 량의 산소를 공급하기 위한 신체적인 자동반응이다. 사람이 숨을 쉬고 심장이 박동하는 정도는 한계가 있기 때문에 공급되는 산소의 량은 무한정으로 늘어나지 못한다. 만약 운동의 정도가 극도로 늘어나 필요한 ATP를 생산하는데 소모되는 산소의 요구량이 심폐기능으로 공급하는 산소의 공급량보다 높아지면 한시적으로 산소가 부족한 환경이 된다.

이렇게 산소가 부족한 환경에서는 세포호흡대사가 제1단계인 해당작용만 일어나서 포도당 1분자로부터 2 분자의 ATP가 생성된다. 산소가 충분히 공급되지 않는 환경에서 포도당이 대사되어 ATP를 생산하는 것을 **무산소대사**라고 한다.

2.6 근육조직을 키우면 활력이 좋아지는 이유는?

무산소대사가 진행되는 상태로 운동을 계속하면 ATP 생성이 근육조직에서 필요로 하는 ATP의 량에 비하여 절대적으로 부족하게 된다. 근육이 신축하고 이완하는 작용에는 ATP가 반드시 사용되기 때문에 근육조직에 ATP가 제대로 공급되지 않으면 해당 근육조직은 신축과 이완하지 못하고 마비가 된다.

인체에서 근육조직은 많은 일을 하는 조직으로 ATP를 가장 많이 사용하는 부위이다. 근육에서 필요로 하는 ATP를 만들기 위하여 근육조직에는 세포호흡대사에 집적 관여하는 **미토콘드리아**가 근육세포에 많이 들어 있다.

인체에 근육조직의 활성이 저하되고 체지방량이 늘어나면 ATP 생성은 떨어지지만 근육조직이 활성화 되면

ATP 생성은 원활하게 진행이 된다. 몸이 비만하고 근육이 별로 없어 보이는 사람은 '피곤해 죽겠다'고 푸념을 하지만 몸에 근육조직이 잘 발달된 사람은 늘 활기차고 민첩한 행동을 하는 것은 이 때문이다.

2.7 인체에서 에너지 전달과 사용의 효율은?

인체에서 ATP를 생산하는 세포호흡대사와 몸을 구성하는 화합물 만드는 생합성대사는 인체 내 세포, 조직 및 기관에서 진행된다.

각 대사가 진행되는 반응계와 경계 및 주변은 공간적으로 구분이 가능하다. 그러나 각 대사는 동시다발적으로 진행되기 때문에 각 대사를 시간적으로 구분하기가 어려운 특징이 있다.

그리고 인체 내에서 일어나는 각 대사는 열역학적으로는 흡열반응과 발열반응으로 구별이 되지만 각 대사를 시간적으로 공간적으로 구별하여 열역학적 특성을 측정하기는 실질적으로 어렵다. 음식물 섭취 후에 ATP가 생성되고 인체를 구성하는 여러 화합물이 합성되는 여러 대사는 수많은 세포와 조직에서 동시다발적이고도 연속적으로 진행되기 때문이다.

사람이 음식을 먹고 생명을 유지하는 일상의 생활을 한 반응으로 간주하면, 일상의 생활은 발열반응이다. 음식물에 들어 있는 에너지 중에 일부만이 인체에서 사용되고 나머지는 열로 전환되어 주변으로 발산된다. 즉, 섭취한 영양소에 든 에너지를 열로 전환하여 체온이 일정하게 유지된다.

섭취된 영양소로부터 **ATP가 생성되는 생성효율**은 간 및 근육조직의 활성과 각 조직에 공급되는 산소의 량에 의하여 결정된다. 간 및 근육세포를 활성화하고 심폐기능을 잘 유지하여 혈액 내로 산소를 잘 공급하면 인체 내에서 ATP 생성이 증가된다.

한 반응계에 들어 있는 **총 에너지** 중에서 실제로 일 또는 반응에 사용되는 일부만이 일을 하는 데 사용된다. 이같이 일을 하는데 실질적으로 사용되는 에너지를 **자유에너지**라고 한다. 그리고 총 에너지 중에서 실제로 일에 사용된 자유에너지의 비율을 **에너지 사용 효율**이라고 한다. [부록 2.7 참조]

2.8 에너지를 전혀 사용하지 않고도 생명이 유지될까?

식품을 실온에 그대로 두지 않고 냉장고에 넣으며 냉동 칸에 보존하면 냉장 칸에 보존하는 것보다 더 오랫동안 변질이 적은 상태로 보관할 수 있다. 보관하는 온도가 낮으면 낮을수록 있는 생체가 변질되는 속도가 느려지며 온도가 높아지면 변질의 속도가 빨라진다.

물체가 변질된다는 것은 어떠한 형태이든 반응이 진행

되는 것이다. 열역학 제2법칙에 의하면 모든 일과 반응은 엔트로피(entropy)가 증가되는 방향으로 진행된다. 엔트로피의 증가하는 반응의 반응속도는 반응계의 절대온도에 비례한다. [부록 2.6 참조]

반응계의 온도가 낮으면 낮을수록 엔트로피의 증가 정도는 줄어들어 절대온도(K) 0도에서는 엔트로피의 값이 최소가 된다. 절대온도(K) 0도에서는 엔트로피 값의 변화도 없고 모든 반응은 일어나지 않는다.

절대온도는 0도에서는 엔트로피의 변화가 없기 때문에 생명체가 생명을 유지 한 채로 영하 −273.16℃로 즉, 절대온도 0도에 들어간 다면 생명체는 변화되지 않고 그대로 유지될 것이다.

적극적인 참선과 수련으로 통하여 마음을 비우면 적연부동(寂然不動)의 경지에 들 수 있다고 한다. 적연부동이란 심신에 일체의 변화가 없고(無變), 행위가 없고(無爲), 생각이 없는(無思) 절대적으로 공허(太虛)한 상태라고 한다. 섭씨(℃) −273.16℃, 절대온도 0도에서는 적연부동의 상태가 되지 않을까!

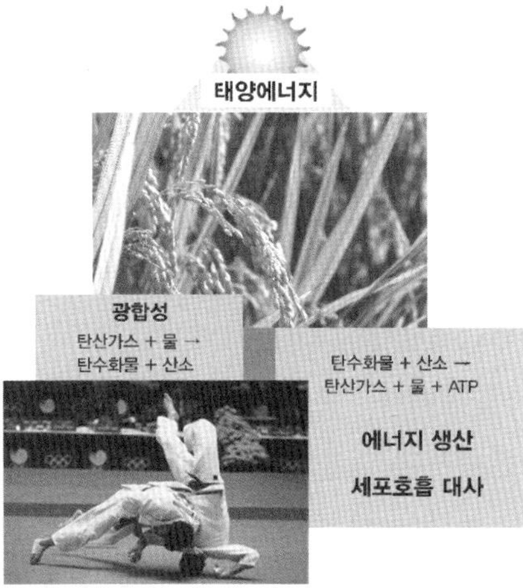
태양에너지
광합성
탄산가스 + 물 →
탄수화물 + 산소
탄수화물 + 산소 →
탄산가스 + 물 + ATP
에너지 생산
세포호흡 대사

사람이 살아가는 데는 일정한 량의 에너지가 사용된다. 인체에서 사용되는 에너지는 창조되지도 않으며 또한 소멸되지도 않는다. 태양에너지를 받아 광합성된 당질을 비롯한 에너지가 들어 있는 영양소를 섭취하면 몸 안에서 세포호흡 대사하여 전달되는 에너지를 사용하는 것이다. 인체에서 영양소 섭취와 에너지 전달은 매우 정밀하게 연계되어 있어서 이들 간의 균형이 잘 이루어야 건강한 몸이 유지된다.

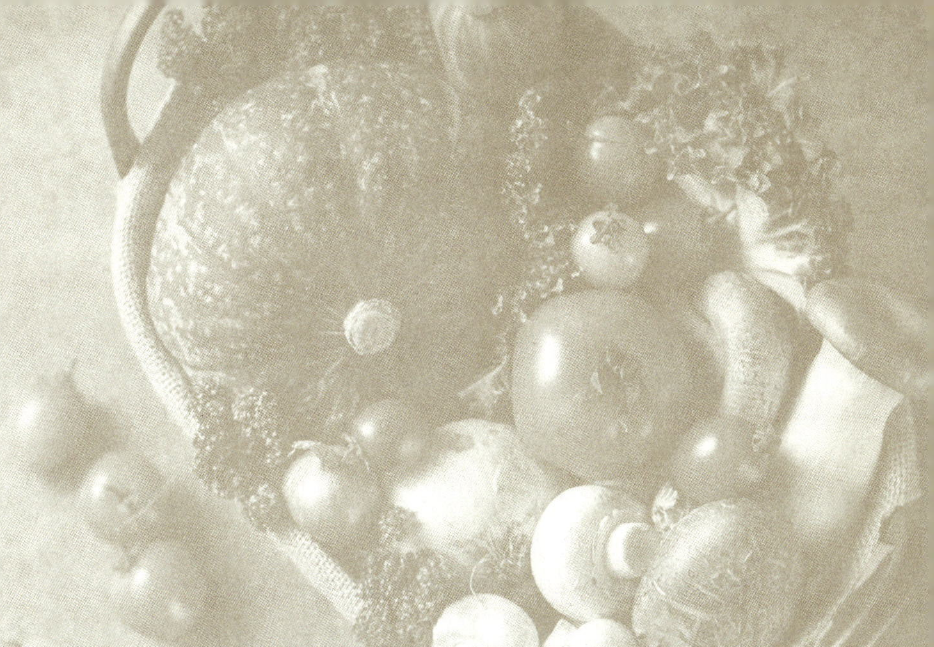

제 3 장

사람의 몸에 에너지를 전달하는 탄수화물

탄수화물이란?

알파 글루칸 및 베타 글루칸의 차이는?

탄수화물이 식사에서 주식이 되어야 하는 이유는?

식이 섬유소란 무엇인가?

소화내성 전분이란?

혈당은 어떻게 조절되나?

당 지수와 당 부하지수는 무엇인가?

정제된 당질을 계속 섭취하면?

혈당 조절 이상 진단과 증상은?

고혈당 관리는 어떻게 하나?

3.1 탄수화물이란?

논과 밭에 심겨진 작물은 여름동안 햇볕을 받아 광합성하며 자라면서 결실을 맺는다. 우리 민족은 쌀을 비롯한 여러 곡식으로 지은 밥을 늘 먹어왔는데 여러 곡식에 들어 있는 주성분은 **탄수화물**이다.

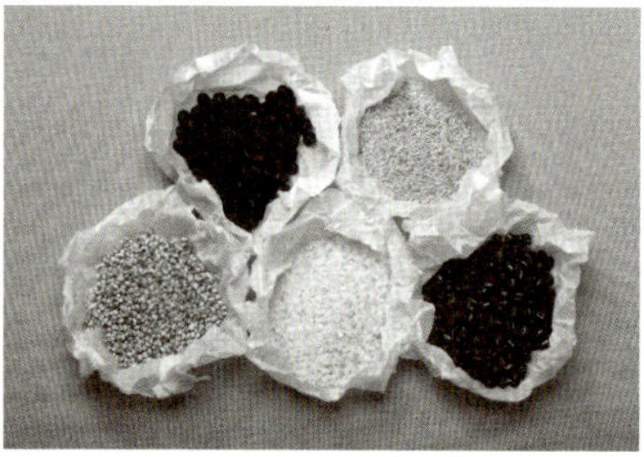

▲ 햇볕을 받아 자란 작물에서 얻은 곡식에는 탄수화물이 저장되어 있다.

탄수화물을 구성하는 기본 단위체를 **당**이라고 한다. 당 한 분자로 된 탄수화물을 **단당체**, 두 개의 당으로 된 것을 **이당체**, 여러 개의 당으로 된 것을 **다당체**라고 한다.

우리가 늘 먹는 과일에 들어 있는 포도당과 꿀에 들어 있는 과당은 단당체이며 설탕은 포도당 한 분자와 과당 한 분자가 결합한 이당체이다. 식물 씨앗에 들어 있는 전분이나 식물 몸체를 구성하는 섬유소는 다당체 탄수화물이다.

3.2 알파 글루칸 및 베타 글루칸의 차이는?

식물에서 광합성이 되는 포도당($C_6H_{12}O_6$)은 탄소 6개로 된 단당체 탄수화물로 각 탄소에는 수소(H)와 수산기(-OH)가 결합되어 있다. 각 탄소에 연결된 수산기의 방향에 따라 화학적 특성이 서로 다르게 된다. 이중에서 포도당의 제1번 탄소에 연결된 수산기가 아래로 향한 것을 **알파(α)형 포도당**이라고 하며 위로 향한 것을 **베타(β)형 포도당**이라고 한다.

알파형 포도당이 결합된 탄수화물을 **알파 글루칸**이라고 하며 베타형 포도당이 결합된 탄수화물을 **베타 글루칸**이라고 한다. 식물에서는 광합성 과정을 통하여 합성되어 씨앗에 저장된 전분은 대표적인 알파 글루칸이며 식물 몸체를 만드는 섬유소는 대표적인 베타 글루칸이다.

전분은 포도당이 연결된 형태에 따라 아밀로스와 아밀로펙틴으로 구분된다. **아밀로스**(amylose)는 포도당 분자의 1번 탄소가 다음 포도당 분자의 4번 탄소와 알파 결합하여 직선형을 이루고 **아밀로펙틴**(amylopectin)은 포도당 분자의 1번 탄소와 다음 포도당 분자의 6번 탄소가 알파 결합하여 여러 갈래로 가지를 친 모양을 이루고 있다.

섬유소는 여러 가닥으로 되어 있는데 각 가닥은 서로 사이에 수소결합이 일어나면서 여러 가닥이 단단하게 묶인 다발을 만들게 된다. 섬유소 다발은 다시 종과 횡으로 포개져 천과 같은 조직을 이룬다. 섬유소 조직은 식물체의 일정한 외형을 유지하며 외부로부터 내부의 조직을 보호하고 씨앗을 둘러싸 영양분을 보존하는 역할을 한다.

섬유소 조직 안에 **리그닌**(lignin)이 침착되면 목재와 같은 단단한 조직이 된다. 섬유소에 들어 있는 리그닌을 화학적으로 제거하여 정제한 섬유소는 그 조직이 부드럽고 물을 잘 흡수하기 때문에 티슈 및 휴지로 사용할 수 있다. 목화솜에서 얻은 섬유소에는 리그닌이 들어 있지 않기 때문에 별도의 화학적 처리 없이도 단단한 실을 길게 뽑아 천을 짤 수 있다.

3.3 탄수화물이 식사에서 주식이 되어야 하는 이유는?

사람은 식물체에서 유래된 음식을 먹으면서 전분과 섬유소를 동시에 섭취하게 된다. 사람이 섭취한 탄수화물 중에서 전분과 같이 인체의 소화기관에서 소화되어 소장에서 포도당으로 흡수되는 것을 **당질**이라고 한다. 한편, 사람의 소화기관에는 섬유소를 분해하는 효소가 분비되지 않기 때문에 섬유소는 소화가 되지 않는다.

당질은 인체를 구성하는 유기화합물을 합성하는 원료물질로 사용되고 일부는 생체에서 필요한 에너지를 합성하는데 사용된다. 당질이 유기화합물 합성에 사용되는 것을 **탄소원**, 에너지 생산에 사용되는 것을 **에너지원**이라고 한다. [제2장 3절 참조]

섭취된 당질이 탄소원으로 사용되는 비율이 증가하면 에너지원으로 사용되는 비율이 감소한다. 그리고 탄소원으로 사용되는 비율이 늘어나면 에너지원으로 사용되는 비율이 줄어든다.

당질이 탄소원 또는 에너지원으로 사용되는 비율은 사람의 나이, 활동 상태, 생활환경에 따라 결정된다. 운동을 할 때에는 당질이 에너지원으로 사용되는 비율이 증가된다.

당질을 섭취하지 않으면 생체 에너지인 ATP가 생성되지 않는다. 따라서 당질을 전체 식사량의 50% 정도로 반드시 섭취해야만 건강한 삶을 유지할 수 있다. 당질이 일상의 식사에서 **주식**(主食)이 되어야 하는 이유이다.

3.4 식이 섬유소란 무엇인가?

사람이 식물에서 유래된 재료를 음식으로 섭취하면 일부는 소화가 되어 영양소로 흡수되지만 일부는 소화되지 않고 대변으로 배출된다. 식물체에 들어 있는 화합물 중에서 섬유소는 대표적인 비 소화성 화합물이다. 섬유소는 포도당이 결합되어 있는 형태에 따라 결정형 섬유소와 무정형 섬유소로 구분된다.

결정형 섬유소는 곡물의 겉을 싸고 있는 껍질에 많이 들어 있다. 조직이 단단한 결정형 섬유소는 물에 녹지 않으며 장 내 미생물에 의하여 잘 분해되지 않기 때문에 소화기관에 부담을 준다.

무정형 섬유소는 그 조직이 느슨하여 많은 량의 물 분자를 흡수하며 소화기관에 큰 부담을 주지 않는다. 무정형 섬유소를 섭취하면 소장 및 대장에서 지질을 흡착하여 대변으로 배설시키며 대장의 활성을 원활하게 한다. 무정형 섬유소를 섭취하는 것은 장의 건강에 유익하기 때문에 이를 **식이 섬유소**라고 한다.

식이 섬유소 중에 물에 넣어 끓이면 부풀어 올라서 마치 물에 녹은 것 같아 보이는 것을 **수용성 식이 섬유소**라 한다. 수용성 식이 섬유소는 새로 피어난 연한 잎, 버섯, 해조류, 귀리 좁쌀 등에 많이 들어 있다.

김치와 다양한 나물을 먹으면 별도로 수용성 식이섬유소를 섭취하지 않아도 큰 문제가 없다. 그러나 간편하고 편리하게 먹을 수 있도록 요리된 지방이 많이 들어 있는

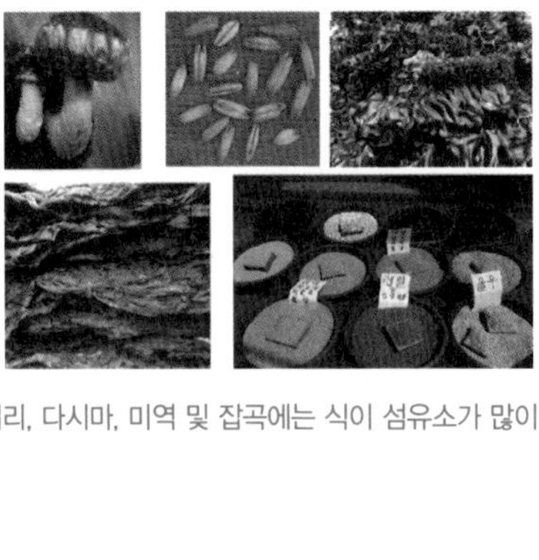

▲ 버섯, 귀리, 다시마, 미역 및 잡곡에는 식이 섬유소가 많이 들어 있다.

편의 식품(fast food)를 늘 섭취하면 식이 섬유소 공급이 부족하여 변비증상이 나타나게 된다.

3.5 소화내성 전분이란?

사람이 섭취한 전분 중에 소화가 잘 되지 않고 대장으로 넘어가는 전분을 소화내성 전분이라고 한다. 소화내성 전분은 열량이 적은 당질원이면서 섭취하면 포만감이 오래 지속되어 식사 횟수와 량을 줄일 수 있어 체중을 줄이는데 효과적이다.

소화내성 전분은 그 성질에 따라 네 가지 유형으로 구분된다. 제1유형은 식물 씨앗에 들어 있는 생전분이고 제2유형은 덜 익은 바나나, 덜 익은 옥수수 등에 들어 있는 과립형 전분을 말한다. 제3유형은 전분에 물을 붓고 끓인 다음에 냉장 또는 건조한 전분이며 제4유형은 천연 전분을 화학적 반응으로 그 구조를 변형시킨 것으로 자연에 존재하지 않는 새로운 형태의 전분이다.

제2유형 내성전분은 덜 익은 푸른 바나나, 덜 익은 옥수수, 귀리 생 가루, 요리한 푸른 완두콩, 익힌 흰 콩, 익힌 렌틸 콩, 귀리, 겉보리, 익힌 후 냉장한 감자 등에 많이 들어 있다.

제2유형인 과립형 소화 내성전분은 직장과 대장의 활성을 증진시키고 당뇨증 환자가 혈당을 관리하는 데 좋다. 하루에 15 g 정도의 소화내성 전분을 한 달간 섭취한 결과 **인슐린 감수성**이 높아지고 인슐린 분비를 촉진하여 혈당이 떨어지는 것으로 보고되었다. 세계보건기구(WHO)는 소화내성 전분을 **식이 섬유소**의 범주로 인정하고 대장 건강 유지에 유익한 탄수화물로 권장하고 있다.

3.6 혈당은 어떻게 조절되나?

섭취된 전분은 소화기관을 지나면서 소화되어 소장에서 포도당으로 흡수된다. 혈액에 들어있는 포도당을 **혈당**이라고 하며 피 100 mL 중에 들어 있는 포도당 농도를 mg 단위로 나타내는 것을 **혈당치**라고 한다.

사람이 당질을 섭취 하면 혈당치가 올라가는데 일정한 수준을 넘으면 **췌장** 표면에 있는 **랑게르한스섬**(islets of Langerhans)의 **베타(β)세포**에서 **인슐린**(insulin)이 혈액으로 분비된다. 인슐린은 혈액 안의 포도당을 간세포와 근육세포로 들어가게 한다. 간세포와 근육세포에 들어간 포도당은 글리코겐으로 전환되어 간과 근육 조직에 저장된다.

글리코겐은 포도당이 직선상으로 결합한 중간 중간에 가지를 쳐 나온 형태의 다당체이다. 근육과 간 조직에 저장되는 글리코겐의 량은 식사량 및 근육조직과 간 조직의 활성도에 따라 결정이 된다. 건강한 성인의 경우 저장된 글리코겔의 량은 간 총 중량의 약 8%, 근육 총량의 약 2% 정도가 된다.

식사를 한 후에 시간이 지나서 혈당치가 내려가면 췌장 표면에 있는 랑게르한스섬의 알파(α)세포에서 글루카곤(glucagon)이라는 호르몬이 분비된다. 글루카곤은 간에 축적된 글리코겐을 포도당으로 분해하여 혈당치를 상승시키는 역할을 한다. 이같이 췌장에서 분비되는 호르몬인 인슐린과 글루카곤이 서로 상반되는 역할을 하여 혈당은 일정한 범위 내에서 유지된다.

3.7 당 지수와 당 부하지수는 무엇인가?

당질이 소화되어 흡수되어 혈당이 올라가는 정도를 당 지수라고 하는데 이 수치는 일정한 량의 포도당을 섭취한 후에 나타나는 혈당을 100으로 하여 같은 량의 당질을 먹은 후에 혈당이 올라가는 정도를 비교하는 수치이다.

당 지수가 낮은 당질을 섭취하면 소화되어 포도당이 흡수되는 정도가 느려서 혈당이 천천히 상승하며 당 지수가 높은 당질을 섭취하면 혈당이 급속하게 상승한다. 당 지수가 55 이하이면 저 준위 당질이라고 하며 당 지수가 55~69이면 중 준위 당질, 당 지수가 70 이상이면 고 준위 당질이라고 한다.

특정한 당질의 당 지수와 섭취된 량에 따라 결정되는 혈당의 정도를 당 부하 지수라고 한다. 당 지수가 같은 당질이라도 많이 먹으면 당 부하 지수는 높아지고 덜 먹으면 당 부하 지수는 낮아진다.

식사에서 흔히 섭취되는 당질 식품의 당 부하 지수					
분류	식품	당 지수	일회 섭취 량(g)	섭취된 당질 량(g)	당 부하 지수
곡물	대두 콩	18	150	6	1
	늙은 호박	75	150	8	6
	쥐눈이 콩	42	150	30	13
	고구마	61	150	28	15
	현미 밥	55	150	33	18
	구운 감자	85	150	30	26
	호밀 빵	50	150	65	30
	흰 밥	86	150	43	37
	찹쌀 밥	92	150	48	44
	콘 프레이크	81	150	130	105
	찹쌀 떡	91	150	125	115
과일류	배	38	120	11	4
	수박	72	120	6	4
	사과	38	120	15	6
	파인애플	59	120	13	7
	포도	46	120	18	8
음료·과자류	우유	27	250	12	3
	게토레이	78	250	15	12
	환타	68	250	34	23
	아이스크림	61	250	65	40
	밀크 초콜릿	43	250	140	60
	페이스트리	59	250	115	66

3.8 정제된 당질을 계속 섭취하면?

식물에서 결실한 씨앗에는 싹을 내어 새로운 생명체로 성장하는데 필요한 영양소가 들어 있다. 겉껍질 안쪽의 속껍질에는 비타민, 무기질, 항산화물질과 같은 영양소가 들어 있다. 그런데 식물 씨앗을 도정하고 분말을 만드는 과정에서 속껍질에 들어 있는 영양소가 제거되는 것은 큰 손실이다.

흰 쌀과 흰 밀가루는 겉껍질에 있는 결정형 섬유소를 제거하여 먹기에 부드럽게 만든 당질이다. 흰 쌀로 지은 흰 밥과 흰 밀가루에 흰 설탕을 넣어 구운 빵은 맛이 좋고 먹기에도 부드러워 많은 사람들이 즐겨 찾아 먹게 마련이다.

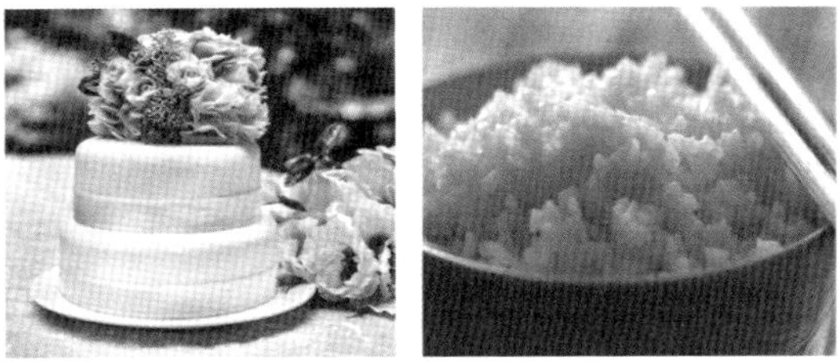

▲ 좌: 흰 밀가루와 흰 설탕으로 만든 케이크,
우: 흰 쌀로 지은 밥

흰 쌀과 흰 밀가루, 흰 설탕과 같이 정제된 당질은 소화가 잘되어 당 지수가 높으며 이들을 써서 만든 음식은 먹기에 부드럽고 맛이 있어 많이 먹기 때문에 당 부하 지수가 올라간다. 하얀 당질을 즐겨 먹으면 혈당치가 올라가고 중성지방이 합성되어 지방세포에 축적된다.

그 결과 체지방이 늘어나 몸은 비만해지고 당뇨와 고혈압 등의 대사와 순환계 질환이 발생하기 때문에 흰 쌀밥, 흰 밀가루, 흰 설탕 섭취를 줄이는 것이 좋다.

3.9 혈당 조절 이상 진단과 증상은?

섭취된 당질이 소화되고 흡수된 포도당이 필요로 하는 각 세포로 전달되지 않고 혈중에 높은 농도로 남아 있는 질병을 **당뇨증**이라고 한다. 당뇨증은 발병 원인에 따라 세 가지 유형으로 구분한다.

제1형 당뇨증은 췌장 표면에 있는 β 세포에서 인슐린이 분비되지 않아 포도당이 간과 근육세포로 이송되지 않는 유형이다. 이 유형은 유전적인 결함으로 일어나며 어린이에서도 발생된다.

제2형 당뇨증은 β 세포에서 인슐린이 정상적으로 생산되지만 인슐린에 대한 저항성이 생겨 포도당이 간이나 근육세포로 충분히 전달하지 못하는 유형이다. 운동량이 부족하여 근육세포의 활성이 떨어지고 과체중이 되었는데도 불구하고 당질을 과다하게 섭취하면 발생되는 확률이 높아진다.

제3형 당뇨증은 임신한 여성에서 발생되는 경우로, 그 발생 원인은 아직 분명하게 알려져 있지 않다.

당뇨증 진행 정도는 공복 혈당, 당 내성, 당화 혈색소 검사를 통하여 진단한다. **공복 혈당**은 식사 후 8시간 이상이 경과한 공복 시점에서 혈당치를 측정하는 것으로 110 mg/dL 이하이면 정상, 110~125 mg/dL이면 경계, 126 mg/dL 이상이면 당뇨증으로 진단한다. **당 내성**은 공복 상태에서 혈당을 조사하고 일정한 량의 포도당을 먹은 후에 혈당이 오르는 정도를 조사하는 것이다.

혈당이 높은 상태로 유지되면 포도당이 적혈구와 결합하는 정도가 증가한다. 당화 혈색소(HbA1c)로 측정되는 수치는 3개월 간의 혈당 농도를 가름을 하는 중요한 지표가 된다. 당화혈색소가 6.7 이상이면 당뇨로 진단한다.

당화 혈색소와 혈당 범위

당화 혈색소 (%)	혈당 범위 (mg/dL)	평균 혈당 (mg/dL)
5	76 - 120	97
6	100 - 152	126
7	123 - 185	154
8	147 - 217	183
9	170 - 249	212
10	193 - 282	240
11	217 - 314	269
12	240 - 347)	298
13	260 - 380	326
14	290 - 410	355
15	310- 440	384
16	330 - 480	413
17	460 - 510	441
18	380 - 540	470
19	410 - 570	499

당뇨증이 발생된 사람은 갈증이 심하여 물을 많이 마시고 냄새가 나는 오줌을 많이 누며 무기력하고 심하면 체중이 줄어든다. 혈당이 계속 높게 유지되면 신장에서

영양분 및 전해질을 재흡수하는 능력이 떨어져 오줌에 당과 단백질 같은 영양소와 무기전해질이 함께 배설되기 때문이다.

3.10 고혈당 관리는 어떻게 하나?

당뇨증의 증상 그 자체도 중대하지만 당뇨증을 방치하면 당뇨 유발증이 발생된다. 당뇨증을 제대로 치료하지 않고 오래 지속되면 말초혈관으로는 혈류량이 줄어들게 되어 망막세포가 괴사되어 시력을 잃게 된다. 그리고 신체 말단 부위에 난 상처가 아물지 않고 염증이 증폭되어 심하면 조직이 괴사되고 절단하는 경우가 생긴다. 심·혈관 기능 저하로 고혈압, 심근경색, 뇌경색으로 진전되어 사망할 수 있어 혈당 관리를 잘 해야 한다.

제1형 당뇨증은 인슐린이 생성되지 않아 발생되는 것이기 때문에 인슐린을 체외로부터 투여해야 하며 최근에는 베타(β) 세포를 이식하여 치료하기도 한다. 제2형 당뇨증은 담질원 섭취 조절과 꾸준한 운동으로 체중을 줄이고 근육세포를 활성화시키면 증세가 악화되는 것을 예방할 수 있다.

췌장 베타(β) 세포에서 인슐린 생산을 촉진하는 약이나 당질이 포도당으로 소화되는 것을 늦춰 혈당이 오르는 것을 지연시키는 약들을 복용하여 혈당을 조절하는 것이 필요하다. 제3형 당뇨증은 인슐린 투여를 비롯하여 전문적인 치료를 받아야 건강한 아이를 출산할 수 있다.

당뇨 환자는 간에 저장된 글리코겐량이 적기 때문에 혈당이 내려가는데도 불구하고 포도당을 제 때에 보충하지 않으면 혈당이 50 mg/dL 이하로 떨어지는 저혈당 상태가 된다. 저혈당 상태가 되면 현기증이 나고 식은땀이 나며 심하면 혼수에 이르게 되며 그대로 방치하면 뇌사 상태로 급진전되며 사망하게 된다.

당뇨 증상과 그 합병증이 매우 중차대하여 혈당을 잘 관리하여야 하는 것이 중요한 것처럼 저혈당에 의한 쇼크를 더 주의하여야 한다. 저혈당 증세가 나타나면 곧바로 흡수되는 포도당이나 설탕물을 마시어 혈당을 보충하여야 한다.

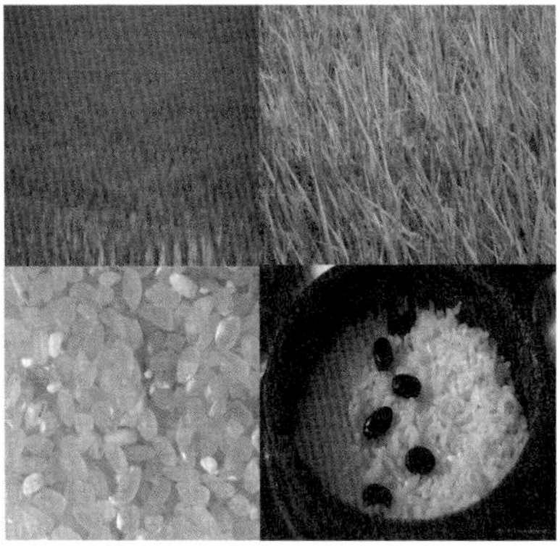

벼에서 얻은 쌀로 지은 밥에는 탄수화물인 전분이 들어 있다. 전분은 소화되어 포도당으로 흡수된 뒤에 대사되어 몸에서 필요한 에너지를 전달하며 또한 사람의 몸을 만드는 화합물을 합성하는데 사용된다. 전분을 섭취하지 않으면 몸이 만들어지지 않으며 에너지가 공급이 되지 않아 살 수가 없다. 전분을 식사량의 50% 정도로 반드시 섭취해야만 하는 주식(主食)이 되는 이유이다.

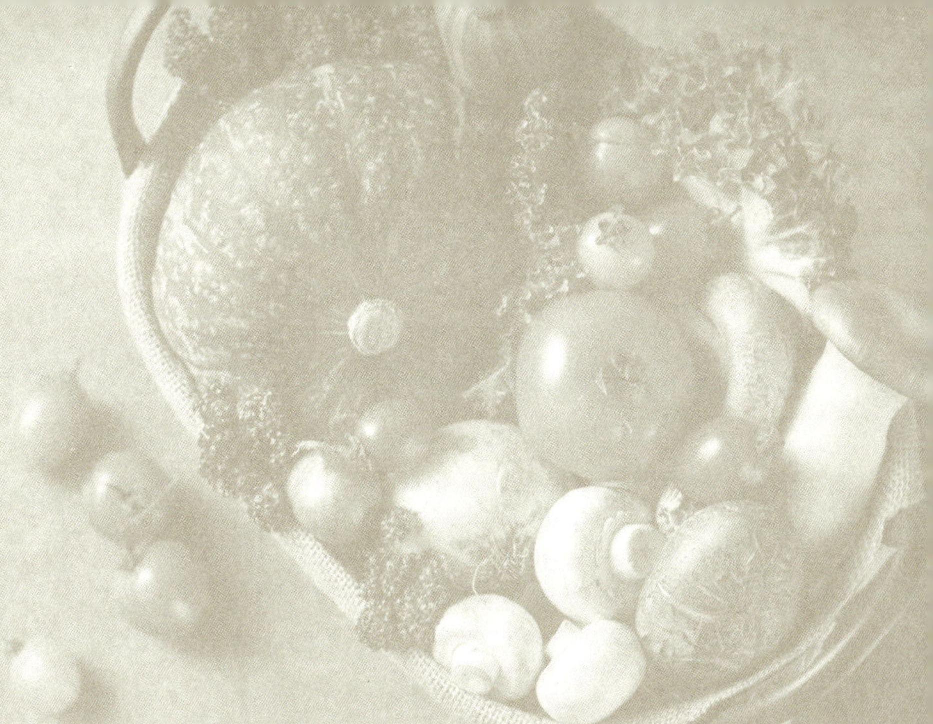

제 4 장

사람 몸을 만들고 대사를 조절하는 단백질

인체에서 단백질의 역할은?

단백질은 무엇으로 되어있는가?

단백질의 특성이 서로 다른 이유는?

인체에서 단백질은 어떻게 만들어지나?

완전 단백질원이란?

채식주의자가 조심해야 할 것은?

튼튼한 뼈와 고운 피부를 유지하고 싶다면?

고기를 불에 구울 때 생기는 숯 검댕은 해로운 것인가?

단백질원은 단백하게 먹는 것이 좋다?

4.1 인체에서 단백질의 역할은?

단백질은 인체를 구성하는 화합물 중에서 가장 많이 들어 인체 질량의 50~60% 정도가 된다. 단백질은 영어로 protein이라고 하는데 그리스어 '*proteios* – 제일 중요하다.'에서 유래된 것이다.

인체의 근육, 장기, 혈관, 피부, 머리, 손톱, 모발은 단백질로 되어 있으며 대사에 관여되는 효소, 면역체계에서의 항체, 생리활성을 조절하는 호르몬이 다 단백질로 되어 있다. 이같이 단백질은 사람의 몸을 만들고 인체에서 일어나는 모든 대사와 생리활성을 역동적으로 조절한다.

단백질은 일정한 기간 동안 주어진 중요한 역할을 하다가 분해되는 수명이 있는 화합물이다. 인체에서 단백질 수명은 종류에 따라 몇 분에서 몇 년이 되어 큰 차이가 있으나 평균은 1~2일 정도이다. 수명을 다한 단백질은 단백질 분해효소에 의하여 분해된다. 그러나 단백질은 새롭게 합성되어 분해된 부분을 보충한다.

만약, 단백질이 분해되는 양이 새롭게 합성되는 양보다 많게 되면 근육 량이 줄어들고 피부가 손상되며 탈모 정도가 증가된다. 면역력과 생리적 활성이 심각하게 떨어져 질병이 발생되어 생명을 이어갈 수가 없게 된다. 여성의 경우, 생리불순 및 조기 폐경이 되고 임산부의 경우 태아의 발달과 성장이 심각하게 저해를 받는다.

인체에 가장 많이 들어 있어 생리활성 유지에 절대적으로 중요한 역할을 하는 단백질 합성을 위하여 단백질원은 식사량의 최소한 30%가 되어야 한다.

4.2 단백질은 무엇으로 되어있는가?

단백질은 **아미노산**을 기본 단위체로 만들어진 고분자 유기화합물이다. 아미노산은 한 분자 내에 양전하(+)를 띠는 아민기와 음전하(−)를 띠는 카복실기를 동시에 가지고 있는 **양극성** 화합물이다. 한 아미노산의 아민기와 다른 아미노산의 카복실기가 결합하며 물 한 분자가 빠져나오는 **펩티드결합**으로 단백질이 만들어진다.

인체 단백질을 구성하는 아미노산의 종류는 20개로서 이들은 그 화학적인 특성에 따라 소수성 아미노산과 친수성 아미노산으로 구분된다. **소수성 아미노산**은 글리신, 알라닌, 발린, 류신, 이소류신, 메치오닌, 페닐알라닌, 트립토판, 프롤린이며 **친수성 아미노산**은 세린, 트레오닌, 시스테인, 티로신, 아스파라긴, 글루타민, 아스파르트산, 글루탐산, 라이신, 아르기닌, 히스티딘이다.

인체에 들어 있는 각 단백질의 특성과 역할은 각 단백질을 구성하는 아미노산의 구성과 연결된 순서로 결정된다.

4.3 인체에서 단백질은 어떻게 만들어지나?

인체에서 단백질은 **염색체**에 들어 있는 **유전정보**대로 합성이 된다. 사람의 염색체는 총 46개로 아버지로부터 받은 23개와 어머니로부터 받은 23개가 서로 짝을 지어 23짝으로 존재한다. 이중에서 1~22번 염색체는 인체의 표현형을 결정하는 **상염색체**라 하고 23번 염색체는 성(性)을 결정하는 **성염색체**로 남성은 XY로, 여성은 XX로 표시한다. [부록 4.1 및 4.2 참조]

각 유전체에는 많은 수의 **유전자**가 들어 있으며 각 유전자는 고유한 유전정보를 가지고 있다. 단백질은 한 유전자가 가지고 있는 유전정보대로 **리보좀**에서 합성된다. 각 유전자에 들어 있는 유전정보는 고유하기 때문에 인체를 구성하는 단백질은 역할과 특성이 서로 다르게 합성된다. "한 유전자에서 한 단백질이 만들어진다."는 원칙이 성립된다. 이렇게 유전자의 정보대로 단백질이 합성되는 것을 **유전자 발현**이라고 한다. [부록 4.3 참조]

유전자에 든 염기서열에 **돌연변이**(mutation)가 생기든지 또는 유전자가 발현되는 과정에서 실수가 일어나면 단백질의 고유한 구조가 변경되어 각 단백질의 그 고유한 활성이 소실되든지 또는 변화된다.

사람이 나이가 들어가면서 유전자 변이를 검색하고 수정하는 기능이 저하되어 유전자 돌연변이가 나타나는 빈

도가 높아지게 된다. 노화에 따라 질병이 더 자주 발생되는 이유 중의 하나이다. [부록 4.4 참조]

DNA가 복제되는 중에 특별한 물리적인 압박을 받거나 또는 화학물질에 노출되면 유전자 돌연변이가 나타나는 빈도가 급격하게 증가된다. DNA에 직접 작용하여 유전자 돌연변이를 유발하는 화합물을 유전자 **변이제**라고 한다.

자외선에 과도하게 노출되면 피부암 발생 빈도가 높고 방사선이나 변이제로 분류되는 화학물질에 지속적으로 노출되면 여러 유형의 암이 발생되는 빈도가 높아진다.

4.4 완전 단백질원이란?

섭취된 단백질원은 소화기관에서 아미노산으로 분해되어 흡수된 뒤에 각 세포에서 단백질 합성에 사용이 된다. 만약, 단백질원을 제대로 섭취하지 못하면 인체 내에서 단백질 합성에 필요한 아미노산이 제대로 공급이 되지 않기 때문에 단백질 합성에 차질이 생긴다.

인체 단백질을 합성하는데 사용되는 20개 아미노산 중에서 인체에서 스스로 합성하지 못하기 때문에 반드시 식사를 통하여 섭취해야만 하는 아미노산을 **필수 아미노산**이라고 한다.

인체에서 필수 아미노산은 히스티딘, 이소류신, 류신, 라이신, 메치오닌, 히스티딘, 페닐알라닌, 트레오닌, 트립토판, 발린 등 10개이다.

단백질원 중에서 필수 아미노산이 고루 들어 있는 것을 **완전 단백질원**이라고 한다. 살코기, 물고기, 우유, 치즈, 달걀, 콩, 완두콩, 참깨 등은 인체 필수 아미노산이 충분하게 들어 있는 완전 단백질원이다. 사람은 일상의 식사에서 총 식사량의 30% 정도로 완전 단백질원을 늘 섭취하여야 건강이 유지된다.

4.5 채식주의자가 조심해야 할 것은?

식물체에서 유래된 단백질은 필수 아미노산 함량이 낮으며 **아미노산 구성**이 인체 단백질에 들어 있는 아미노산 구성과 차이가 있다. 만약, 식물성 단백질원만을 고집하면 필수 아미노산 공급이 부족하여 단백질 합성이 지장을 받게 된다.

한편, 살코기, 계란, 우유와 같이 동물체서 얻은 단백질원의 아미노산 구성은 인체 단백질과 유사하며 필수 아미노산 함량이 높다. 따라서 채식주의자들은 살코기를 먹지 않는다고 해도 달걀과 우유 및 유제품을 곁들어 섭취하여 필수 아미노산 결핍증상이 일어나지 않도록 하는 것이 좋다.

식물성 단백질원 중에는 콩이 좋은 완전 단백질원이다. 콩류에 든 단백질의 아미노산 구성은 인체 구성 단백질의 아미노산 구성과 유사하기 때문이다. 콩류에는 단백질 외 탄수화물 및 지질과 같은 3대 주 영양소가 고루 들어 널리 식용이 되는 식재료이다.

우리나라에서 먹는 간장, 된장, 두부, 콩나물, 두유 등은 좋은 완전 단백질원이 되고 있다. 콩류에는 단백질 분해효소의 활성을 저해물질이 들어 있어 날 콩을 그대로 먹을 수 없다. 그러나 열을 가하여 요리하면 저해물질의 활성이 없어진다.

4.6 튼튼한 뼈와 고운 피부를 유지하고 싶다면?

우리나라와 같이 쌀로 밥을 지어 주식으로 하는 경우에는 완전 단백질원 섭취에 유의해야 한다. 왜냐하면 쌀에는 **라이신**과 **메치오닌**과 같은 필수아미노산의 함량이 매우 낮기 때문이다.

라이신과 메치오닌은 인체를 실체적으로 구성하는 근육단백질, 호르몬, 효소, 항체의 생성과 칼슘 흡수 등에 관여하는 단백질 합성에 반드시 필요한 필수 아미노산이다.

라이신 섭취가 부족하여 라이신이 결핍되면 칼슘 흡수율이 떨어져 뼈가 약화되고 골다공증이 생기며 피부 조직이 손상되고 실명에 이를 수 있다. 따라서 고운 피부와 튼튼한 뼈를 가지고 싶다면 라이신 함량이 높은 완전 단백질원을 충분히 섭취해야 한다.

신체 여러 기관이 왕성하게 자라는 아이들은 하루에

라이신을 103 mg 이상, 성인은 30 mg 이상을 섭취해야 한다. 라이신은 쇠고기, 양고기, 돼지고기, 닭고기와 같은 살코기와 치즈, 바닷물고기 및 콩류에 비교적 많이 들어 있다.

한편, 필수 아미노산인 메치오닌 및 시스틴은 단백질이 합성되는 과정에 이차적 및 삼차적 구조를 결정하는데 중요한 역할을 한다. 만약에 메치오닌이나 시스틴이 제대로 공급되지 않으면 단백질의 고유한 입체구조가 형성되지 않아 본래의 활성이 나타나지 않는다.

실험동물에서 메치오닌 공급이 결핍되면 노화와 관련된 질병 발생이 늘어나고 수명이 단축된다. 사람에서 메치오닌이 결핍되면 머리가 희어지고 동맥경화 증상이 유발된다.

메치오닌은 달걀, 검은깨, 살코기 등에 많이 들어 있다. 그러나 메치오닌을 과잉으로 섭취하면 활성산소군(ROS) 생성이 늘어나고 DNA가 손상되며 간이 손상되기도 한다는 보고가 있다. 좋다고 너무 많이 먹으면 독이 될 수 있음을 유념해야 한다.

4.7 고기를 불에 구울 때 생기는 숯 검댕은 해로운 것인가?

단백질은 높은 온도에서 탄수화물과 화학적 반응하여 검붉은 색을 띠는 다양한 화합물이 만들어진다. 숯불갈비, 바비큐, 훈제고기, 구운 생선에서 흔히 볼 수 있는 검붉은 색이 나타나는 것은 이 때문이다. 이렇게 만들어진 다양한 화합물을 총괄하여 단백질당화최종산물(AGEs)이라고 한다.

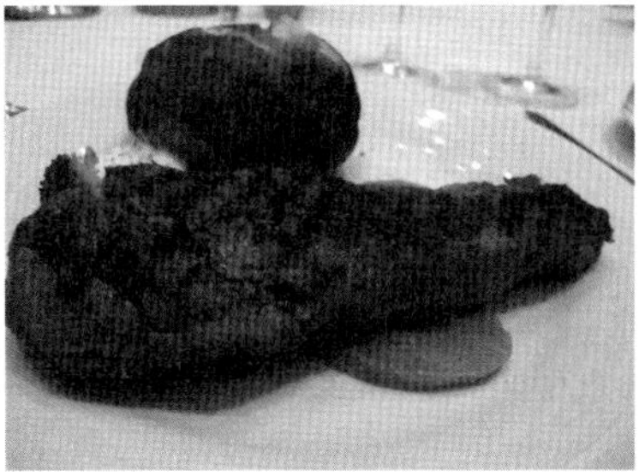

▲ 고기를 강한 불에 직접 구우면 단백질당화최종산물이 생기게 된다.

구운 고기를 늘 섭취하여 AGEs가 체내에 들어와 인체 내에 축적이 되면 독성을 나타낸다. AGEs는 인체 내 세포와 조직에 직접적으로 작용하여 노화를 촉진하며 당뇨 발생, 동맥경화, 신장 장애, 시력 장애, 알츠하이머와 같은 퇴행성 질병을 유발하는 것으로 알려져 있다. 담배의 향과 맛을 더하기 위하여 담뱃잎에 당을 첨가하기도 하는데 이렇게 제조된 담배를 흡연할 경우 AGEs가 폐로 흡입되어 폐암을 유발할 확률이 높아진다.

AGEs에 의하여 발생되는 질병이 심각하여 의학적인 연구가 활발히 진행되고 있다. 그러나 무엇보다도 AGEs가 몸에 축적이 되지 않도록 하는 것이 좋다. AGEs는 고기를 불에 직접 굽고 기름에 튀기고 훈제한 음식 섭취를 줄이는 것이 바람직하다.

인체에서 AGEs에 의하여 나타나는 독성은 비타민 C, 포도와 블루베리에 들어 있는 폴리페놀 화합물, 강황에 들어 있는 커큐민에 의하여 완화되는 것으로 알려져 있다.

4.8 단백질원은 단백하게 먹는 것이 좋다?

한글 전용정책을 시행하던 시대에 편찬된 교과서에는 단백질을 **흰자질**이라고 하였다. 조류의 알(蛋)에서 노른자를 둘러싸고 있는 흰색(白)을 띠고 있는 물질(質)을 흰자질이라고 한 것이다. 계란의 흰자질은 별다른 맛이 없이 그저 밍밍한데 이것이 순수한 단백질의 본맛이다.

쇠고기에 넓게 퍼져 있는 마블링(marbling)으로 불리는 중성지방과 물고기에 들어 있는 기름은 단백질과 뒤섞여 있기 때문에 살코기와 물고기를 단백질원으로 섭취하면 자연히 지질을 섭취하게 된다. 단백질원에서 지방질 함량이 낮은 재료를 선택하든지 아니면 살코기에서 지질을 뺄 단백질원을 섭취하는 것이 바람직하다.

체중을 늘리지 않고 근육을 키우는 사람에게 닭 앞가슴 살을 추천하는 이유는 닭 앞가슴 살에는 단백질의 함량이 높고 지방의 함량이 낮기 때문이다. 닭 앞가슴살은 근육을 키우는데 필요한 단백질을 충분히 공급하되 지방 섭취를 줄이는 아주 좋은 단백질원이다.

살코기를 물에 푹 삶아서 지방질을 빼낸 수육은 단백질원으로 가장 잘 준비된 음식이라 할 수 있다. 공기 중에 노출되어 직접 불에 구운 고기보다 물에 넣어 끓이고 삶아낸 수육을 만드는 과정에 AGEs 생성이 줄어들기 때문이다.

우리나라에서 지켜오는 전통적인 제사에는 불로 구운 고기를 올리지 않는다. 대신 오래 삶아 기름을 쏙 빼고 눌린 편육을 올린다. 모든 정성을 다하여 청결하게 마련하여야 한다는 마음으로 준비하지만 제사 후 음복하는 후손들의 건강을 챙기는 지혜가 담겨 있는 것이다. 단백질원은 가능하면 단백(蛋白)하게 섭취하는 것이 좋다.

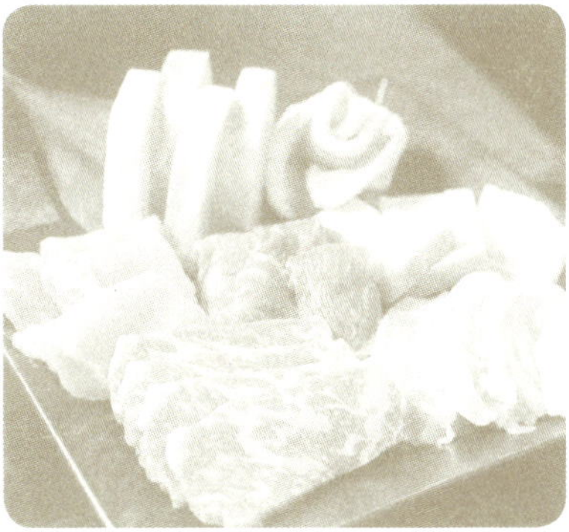

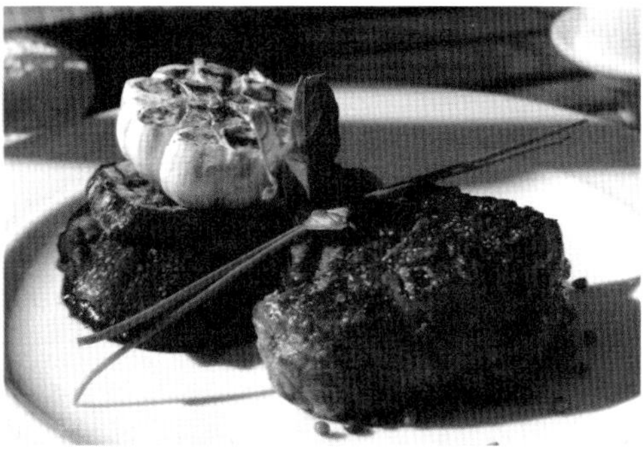

인체 체 질량의 50~60%는 단백질이다. 단백질은 인체를 구성하고 생리활성을 조절하는 중요한 화합물이다. 단백질은 합성된 뒤에 본연의 활성을 유지하다가 정해진 기간이 지나면 분해된다. 그러나 인체내에서는 단백질이 새롭게 합성이 되어 분해된 단백질을 보충한다. 식사 총량의 30% 정도로 단백질원을 섭취하여야만 건강한 몸이 만들어지고 정상적인 생리활성이 유지된다.

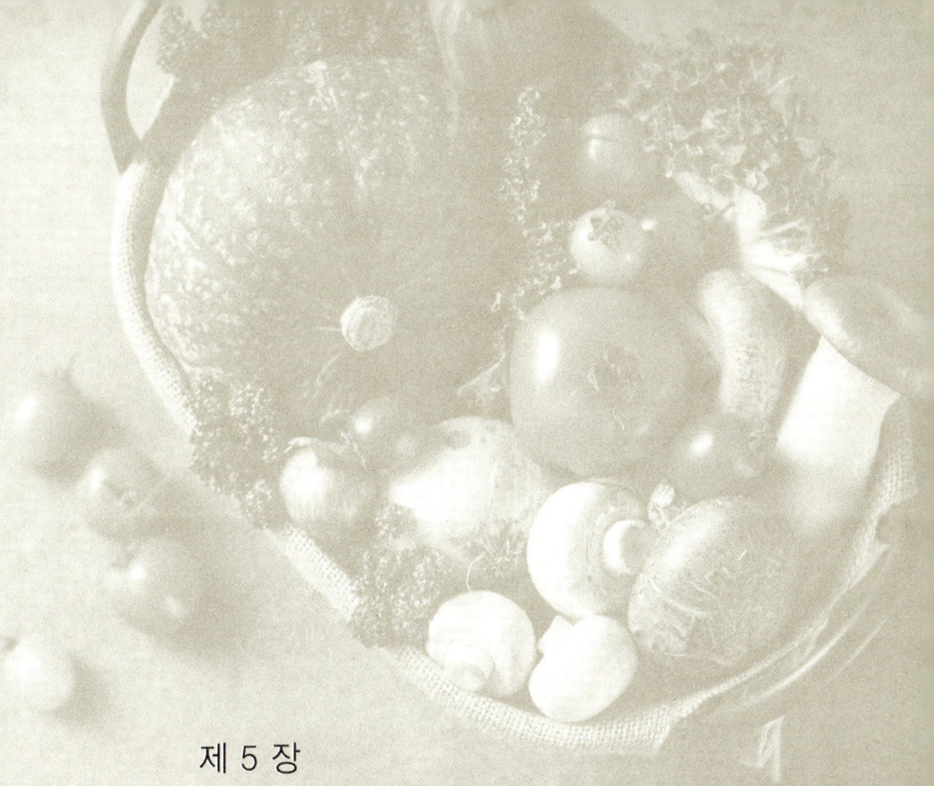

제 5 장

사람의 몸을 보호하고 에너지를 저장하는 지질

인체에서 지질의 역할은?

포화지방산과 불포화지방산의 특성은?

필수지방산이란?

오메가-3 불포화지방산을 섭취해야 하는 이유?

경화지방이란 무엇인가?

트랜스지방을 섭취하여 생기는 질환은?

좋은 콜레스테롤? 나쁜 콜레스테롤?

기름으로 튀긴 요리는 건강에 해로운가?

5.1 인체에서 지질의 역할은?

지질은 지방, 인지질, 콜레스테롤을 통칭하는 명칭으로 인체를 구성하는 고분자량 화합물에 중에 단백질 다음으로 많이 들어 있어 남성에는 체 질량의 18~21%, 여성에는 21~31% 정도가 된다.

지방은 글리세롤 한 분자에 지방산 세 분자가 결합하여 만들어진 고분자 유기화합물로 물에 잘 녹지 않는 소수성 화합물이다. 지방은 글리세롤의 수산기와 지방산의 카복실기이 결합하여 만들어진 산물로 이렇게 합성된 지방의 산도(pH)가 7.0이기 때문에 중성지방이라고 한다.

지방은 필수 체지방과 저장 체지방으로 구분된다. 필수 체지방은 인체의 피부 및 모발을 비롯하여 인체를 만들고, 체온을 유지하는데 두루 사용된다. 필수 체지방은 남성의 경우 체 질량의 2~5%, 여성의 경우 체 질량의 10~13% 정도가 되어야 생식기능이 유지되며 생명을 유지할 수 있다. 저장 체지방은 지방 조직에 저장되어 있는 것으로 인체 내에 있는 중요한 기관을 외부 충격으로부터 보호하는 역할을 한다.

인지질은 글리세롤의 2개 수산기는 지방산과 결합을 하고 나머지 1개 수산기는 인산기와 결합한 화합물이다. 인산기가 붙어 있는 인지질의 머리 부분은 양(+)전하를 띠고 친수성이지만 지방산이 직선상으로 연결되어 있는 인지질의 꼬리 부분은 전하가 중성이며 소수성이다.

인지질은 인체를 구성하는 기본체인 세포의 세포막을 만든 화합물이다. 각 세포는 세포막으로 싸여 있어 세포 안 세포질이 세포 밖의 환경과 구분이 되어 각 세포는 고유한 역할을 한다.

콜레스테롤 화합물은 탄소 원자가 4개의 고리 모양으로 연결된 스테로이드 핵을 기본으로 만들어진 화합물이다. 각 고리의 특정한 위치의 탄소에 붙어 있는 측쇄 그룹에 따라 다른 서로 기능을 가진 스테로이드계 화합물이 만들어진다.

콜레스테롤계 화합물은 성 호르몬, 갑상샘 호르몬, 담즙, 비타민 D_3 등을 만드는 화합물로 인체에서 생리적으로 중요한 역할을 한다. 현재까지 수백 개의 스테로이드계 화합물이 식물체와 동물체에서 발견되었다.

인체에서 스테로이드계 화합물은 간, 내분비샘, 생식기관, 피부 등에서 합성되지만 음식으로 섭취되어 보충된다.

5.2 포화지방산과 불포화지방산의 특성은?

지방에 들어 있는 지방산은 포화지방산과 불포화지방산으로 구분된다. 포화지방산은 직선상으로 연결된 각 탄소원자에 수소원자 2개가 결합된 상태로 결합하고 있다. 포화지방산으로 만들어진 지방을 포화지방이라 하는데 쇠고기 속에 골고루 퍼져 있는 지방이나 닭고기 껍질에 들어 있는 포화지방은 상온에서 굳어 고형이 된다.

한편, **불포화지방산**은 직선상으로 연결된 탄소원자의 특정한 위치에 있는 탄소원자와 탄소원자가 이중으로 연결되어 있다. 불포화지방산이 많이 들어 있는 지방을 **불포화지방**이라고 한다. 식물 씨앗과 바닷고기에 많이 들어 있는 불포화지방은 상온에서 액상으로 이를 기름(oil)이라고 한다.

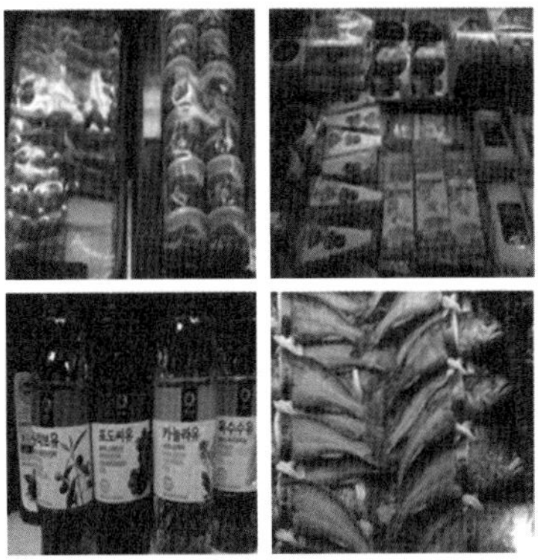

▲ (상) 살코기와 버터와 치즈에는 포화지방산 함량이 높다.
(하) 식물 씨앗이나 바닷물고기에는 불포화지방산 함량이 높다.

불포화지방산은 불포화가 일어나는 위치를 지방산의 마지막(ω) 탄소로부터 역으로 계산하여 구분한다. ω 탄소로부터 3번째에 불포화가 일어나면 **ω-3 불포화지방산**이라고 하며, 6번째에 불포화가 일어나면 **ω-6 불포화지방산**이라고 한다. 한편 불포화지방산은 불포화가 일어난 수에 따라 단일 불포화지방산 또는 다중 불포화지

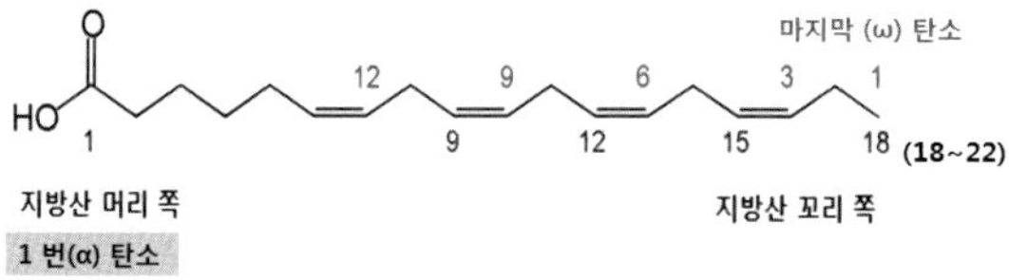

▲ 불포화지방산에서 불포화가 일어난 위치를 표시하는 방법

방산으로 구분한다.

세포막을 구성하는 인지질에 들어 있는 지방산에 불포화지방산이 들어 있는 비율이 높아지면 세포막의 유연성이 증가되어 세포의 생리적 활성이 높아진다. 따라서 포화지방산 함량이 높은 지방보다는 불포화지방산 함량이 높은 식물성 기름을 섭취하는 것이 바람직하다. 특히, 불포화지방산 섭취는 태아의 뇌세포 발달과 유아기 아이들의 성장에 유익하다.

흔히 사용하는 지질원에 든 포화지방산과 불포화지방산 함유 비율(%)

지질 원	출 처	불포화지방산	포화지방산
유체 유	식물성	93	7
해바라기 유	식물성	89	11
올리브 유	식물성	86	13
참기름	식물성	85	15
마요네즈	가 공	85	15
땅콩유	식물성	82	18
콩기름	식물성	80	20
마가린	가 공	80	20
오리기름	동물성	62	38
돼지기름	동물성	53	45
야자 유	식물성	50	50
쇠기름: 버터	동물성	34	66
코코넛 유	식물성	9	91

불포화지방산은 유채 유, 해바라기 유, 참기름, 콩기름과 같은 식물 씨앗에서 얻은 기름에 많이 들어 있으며 살코기로는 오리고기 또는 돼지고기에 많이 들어 있다.

5.3 필수 지방산이란?

지방산 중에서 인체에서 필요하지만 인체 내에서 합성되지 않기 때문에 꼭 섭취해야 하는 지방산을 **필수 지방산**이라고 한다. 필수지방산은 반드시 섭취해야 하는 절대적 필수 지방산과 필요시에 섭취하는 것이 좋은 조건적 필수 지방산으로 구분된다.

절대적 필수 지방산인 **리놀레산**(ALA)과 **리놀산**(LA)은 어린이의 성장과 성인의 생리활성 유지에 절대적으로 필요하여 한때 비타민 F라고 했으나 인체에서 필요로 하는 양이 많아서 비타민에서 제외되고 필수지방산으로 분류되었다.

에이코사펜타엔온산(EPA), **도코사헥사엔산**(DHA), **감마리놀레산**(GL), **아라키돈산**(AA)은 **조건적 필수 지방산**이다. 이중에서 EPA 및 DHA 섭취량이 부족하면 뇌신경에 신경전달물질 농도가 낮아져 우울증이 발병할 수 있다. 임산부가 출산 전후에 EPA 섭취를 늘리면 우울증이 감소된다.

유아는 하루에 섭취하는 총 열량의 3% 정도를 필수지방산으로 채우는 것이 좋고 성인은 1~3% 정도면 충분하다. 그 이상을 섭취한다고 해서 섭취한 만큼 그 효과가 높아지는 것은 아니다.

연한 잎채소와 바닷고기를 꾸준히 먹는 것이 필수 지방산을 섭취하는 가장 좋은 방법이다. 식사를 통한 필수 지방산 섭취가 부족할 경우에는 필수 지방산을 정제하여 만든 식이보충제를 먹는 것이 좋다.

5.4 오메가-3 불포화지방산을 섭취해야 하는 이유?

살코기에 들어 있는 불포화지방산은 주로 ω-6 불포화지방산이다. 살코기를 먹는 량이 증가되면 자연히 ω-6 불포화지방산을 섭취하는 량이 증가되었다.

농경사회에서 사람이 섭취하는 ω-6 불포화지방산과 ω-3 불포화지방산을 섭취하는 비율이 대략 1:1 이었다. 그러나 산업화가 진행되어 소위 문명한 사회가 되면서 살코기를 섭취하는 량이 점점 늘어나게 되었다. 미국의 경우, ω-6 불포화지방산을 ω-3 불포화지방산 보다 25배 정도로 더 섭취하고 있다.

ω-6 불포화지방산을 ω-3 불포화지방산보다 더 섭취하면 관절을 비롯하여 여러 부위에 염증을 수반하는 질병이 발생하는 현상이 나타난다. 그러나 ω-6 불포화지방산 섭취를 줄이고 ω-3 불포화지방산 섭취를 늘리면 염증을 수반하는 질환이 현격하게 줄어든다.

문명사회가 된 후에는 농경사회에서 보다 ω-6 불포화지방산을 섭취하는 양이 괄목하게 증가하였고 이러한 경향에 따라 각종 염증 질환이 증가되었기 때문에 ω-6 불포화지방산에 의하여 발생되는 여러 질병은 **문명의 질환**(civilized disease)의 하나로 분류되었다.

식사에서 ω-6 불포화지방산 섭취를 줄여 궁극적으로는 ω-3 불포화지방산과 ω-6 불포화지방산 섭취량을 비슷하게 하는 것이 좋다. ω-3 불포화지방산의 함량이 높은 대구와 정어리 및 잎채소를 자주 먹는 것은 ω-3 불포화지방산 섭취를 늘리는 좋은 방법이다.

관절염과 같은 염증 질환이 진행되고 있는 사람의 경우 ω-6 불포화지방산이 많이 함유된 견과류를 많이 먹는 것은 바람직하지 않다. 특히 참치, 시금치, 아몬드에

흔히 사용되는 식 재료에 포함된 ω-6 / ω-3 비율					
종류		ω-6 / ω-3	종류		ω-6 / ω-3
바닷 고기	대구	0.1 : 1	기름	호두 기름	5.1 : 1
	게	0.0 : 1		콩 기름	7.5 : 1
	바다가재	0.2 : 0		아마인 기름	0.3 : 1
	연어	0.4 : 1		유채 기름	2.2 : 1
	정어리	2.2 : 1		올리브 기름	13.4 : 1
	조개	0.2 : 1		대구 간유	0.1 : 1
	참치	0.1 : 0		정어리기름	0.1 : 1
견과류	아몬드	ω-6 : 0	채소	시금치	0.2 : 0
	콩	7.4 : 1		상추	0.5 : 1
	피칸	22.0 : 1		순무	0.5 : 1
	피스타치오	55.1 : 1		민들레	0.8 : 1
	호박 씨	107.0 : 1		케일	0.9 : 1
	참깨	56.0 : 1		비트	4.0 : 1
	호두	4.2 : 1			

는 ω-6 불포화지방산만 들어 있고 ω-3 불포화지방산이 전혀 들어 있지 않은 것을 유념할 필요가 있다.

살코기 섭취를 줄이고 생선을 먹는 식생활로 전환이 쉽지 않을 경우에는 ω-3 불포화지방산을 추출하여 조제된 식사보충제를 먹는 것이 좋다.

5.5 경화지방이란 무엇인가?

돼지고기에서 분리한 돼지기름(lard)과 우유에서 분리한 지방인 버터(butter)는 빵과 과자를 굽는 데 널리 사용해왔다. 유럽에서 산업화가 진행되면서 공장 근로자와 병영에 있는 군인에게 공급할 버터가 부족하게 되자 프랑스 나폴레옹 3세는 상금을 내걸고 버터의 대용품을 공모하였다.

메주 무리에(Mége-Mouriés)는 쇠기름을 면실유와 섞어 만든 것을 혼합지방을 **마가린**(margarine)이라는 상품명으로 1869년에 특허 등록하고 이를 생산하여 일반 식품으로 공급하였다. 마가린은 30~40℃에서 유동성이 좋아 빵에 고루 바르기가 수월하여 버터 대체용으로 사용하게 되었다. 그러나 제2차 세계대전 중에 쇠기름 공급이 어렵게 되자 마가린은 더 이상 생산할 수 없게 되었다.

미국에서 콩을 대량으로 생산하여 단백질 자원으로 사용하면서 부차적으로 나오는 콩기름을 활용하는 방안을

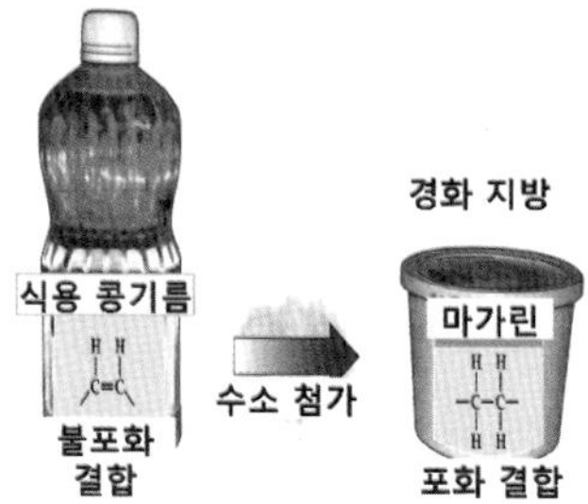

▲ 액상인 콩기름에 수소를 첨가하면 유동성 있는 고형 상태의 경화지방인 마가린이 만들어 진다

연구하였다. 상온에서는 액상인 콩기름에 니켈(Ni)을 촉매로 하여 고압의 수소가스를 주입하면 콩기름에 들어있는 리놀레산(linolenic acid) 일부가 포화되어 스테아린산(stearic acid)이 되면서 상온에서 고형이 된다. 이렇게 만든 것을 경화지방(硬化脂肪)이라고 한다.

미국에서는 콩기름을 원료로 하여 얻은 경화지방을 cresco란 이름으로 1940년 중반부터 판매하기 시작하였다. Cresco로 구워낸 빵과 과자가 버터를 발라 구운

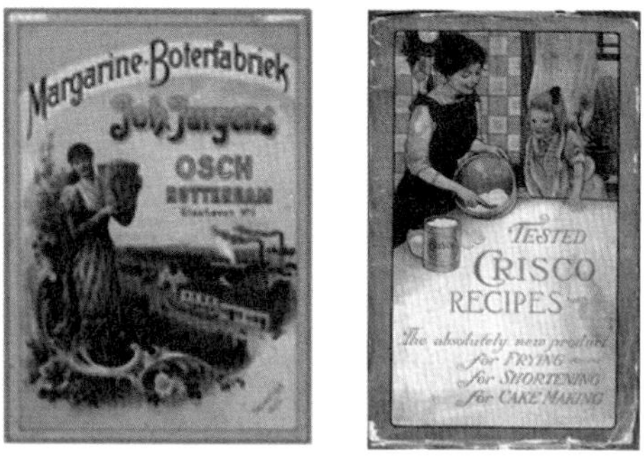

▲ (좌) 마가린이 개발된 초기에 유럽에서 사용된 광고,
(우) 경화지방을 이용하여 요리하는 방법을 소개한 광고책 표지(자료: Wikimedia)

것보다 훨씬 더 바삭바삭하고 고소한 맛이 더해지는 것이 널리 알려지면서 일반 가정과 과자공장에서 경화지방 사용량이 급증하였다.

5.6 트랜스지방을 섭취하여 생기는 질환은?

콩기름에 들어 있는 **올레산**은 탄소 수가 18개이며 ω−9,10 탄소에 불포화가 된 불포화지방산이다. 불포화가 일어난 탄소에 결합한 수소가 같은 방향으로 결합되어 있어 이를 시스(*cis*)형 불포화지방산이라고 하는데 줄여서 **시스지방**(cis fat)이라고 한다.

우유와 쇠고기에는 쇠고기에 들어 있는 **엘라이드산**(elaidic acid)은 탄소 수가 18개이며 ω−9,10 탄소에 불포화가 된 불포화지방산이다. 그런데 불포화가 일어난 탄소에 결합한 수소가 서로 반대되는 방향으로 결합된 있는 것을 **트랜스지방**(trans fat)이라고 한다.

쇠고기를 불로 구우면 고소한 맛이 나는 것이나 버터를 발라 빵과 과자를 구우면 고소한 맛을 내며 바삭한 식

지방산	탄소 수 포화 정도	불포화 위치	불포화 구분	불포화 형태	화학구조	입체 구조
올레 산	18 불포화	ω−9	시스 형	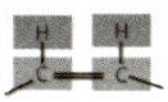	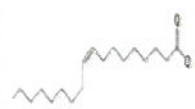	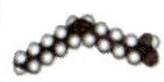
엘라이드 산	18 불포화	ω−9	트란스 형	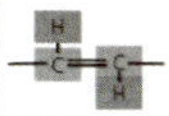	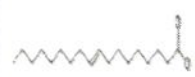	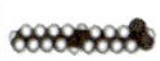

▲ 콩기름에 수소를 첨가하여 경화지방인 마가린을 만드는 과정에서 시스형 올레산이 트란스형 엘라이드산으로 전환된다.

감이 더해지는 것은 소에서 생합성이 된 엘라이드산이 소량으로 들어 있기 때문이다.

콩기름을 원료로 해서 경화지방을 만드는 공정에서 콩기름에 들어 있는 시스형 올레산의 일부가 트랜스지방인 엘라이드산으로 전환된다.

콩기름을 경화시킨 경화지방에는 엘라이드산이 만들어지기 때문에 경화지방으로 구워낸 빵과 과자가 고소하고 바삭한 식감을 내게 된다. 경화지방이 일반 가정과 과자 공장에서 널리 사용하게 되면서 경화지방 제조회사들은 고소한 맛을 더하는 경화지방을 경쟁적으로 생산하였다.

그런데 경화지방을 과다 섭취한 사람의 혈액에 고밀도 콜레스테롤(HDL) 함량은 낮아지고 오히려 저밀도 콜레스테롤(LDL)과 중성지방 함량이 높은 것으로 확인되었다. 고지혈증, 심장 관상동맥 질환, 염증 질환이 빈번하게 나타나는 것이 확인된 후에 세계 각국은 트랜스지방 섭취를 줄이도록 하였다.

미국은 2013년 11월에 경화지방인 쇼트닝과 마가린을 제외하였고 일반적으로 안정하다고 인정하는 GRAS 범주에서 제외시켰고 2015년 6월부터 트랜스지방 사용을 금지시켜 3년 이내에 모든 식품에 트랜스지방이 들어 있는 식품을 퇴출하기로 하였다.

우리나라는 모든 가공식품에 함유된 트랜스지방 함량을 의무적으로 표시하고 있으며 모든 가공식품에서 트랜스지방을 완전히 제거하는 'zero trans fat' 정책을 채택하여 시행하고 있다.

과자와 케이크 같은 가공식품을 사서 먹을 때에는 트랜스지방 함량을 확인할 필요가 있으며 무엇보다도 주방에서 마가린과 쇼트닝과 같은 경화지방을 배제해야 한다.

5.7 좋은 콜레스테롤? 나쁜 콜레스테롤?

콜레스테롤은 지방과 결합한 지질단백과 덩어리를 만들어 혈관 안에서 순환한다. 이 중에서 고밀도 콜레스테롤(HDL)은 혈중에 있는 콜레스테롤을 흡착하여 간세포로 이송하는 착한 일을 한다. 한편, 저밀도 콜레스테롤(LDL)은 혈관 벽에 침착하여 혈관을 두껍게 하는 고약한 역할을 한다.

혈액에 LDL 함량이 높고 HDL 함량이 낮으면 고혈압, 심근경색, 뇌졸중을 유발한다. 혈액 중의 총 콜레스테롤이 200 mg/dL 이하이면 건강한 것으로, 240 mg/dL 이상이면 고 위험으로 간주한다. LDL의 함량을 70~100 mg/dL 이하로 유지하고 HDL / LDL비율이 높으면 높을수록 좋다.

탄수화물과 포화지방산을 많이 섭취하면 HDL, LDL 및 총 콜레스테롤 함량이 모두 높아진다. 특히 트랜스지방을 섭취하면 HDL 함량이 낮아지는 반면에 LDL 함량이 높아져 나쁜 결과를 초래한다. 반면에 불포화지방산을 섭취하면 HDL 함량은 증가하고 LDL 함량은 감소하여 가장 좋은 결과를 얻게 된다. 불포화지방산을 더 섭취하고 트랜스지방 섭취를 줄여야 하는 이유이다.

5.8 기름으로 튀긴 요리는 건강에 해로운가?

불포화지방산이 많이 함유되어 있는 기름(지방)은 포화지방산으로 된 지방보다 공기에 노출되어 산화 즉 산패(酸敗)되는 현상이 더 빨리 진행된다. 기름을 사용한 가공식품을 공기에 노출된 채로 오래 보관하면 역한 냄새가 나는 이유이다. 따라서 불포화지방산이 많이 들어 있는 식용유를 보관할 때에는 입구가 좁은 기다란 병에 담아 그 마개를 단단히 막아 서늘한 곳에 두는 것이 좋다.

일반 가정에서는 액상인 식물성 기름을 많이 사용한다. 야채를 삶아서 나물을 무쳐 먹을 때에는 불포화지방산 함량이 높은 들기름, 참기름, 유채유, 해바라기유, 올리브유와 같은 식물성 기름을 주로 사용한다. 불포화지방산은 높은 온도에서 빨리 산화되어 알데하이드기를 갖는 유해한 화합물로 전환된다.

불포화지방산이 산화되면서 생성되는 알데하이드를 많이 섭취하면 심혈관 질환이 유발되며 나아가 치매와 암이 유발된다는 의학적 보고가 있어 기름을 사용하여 높은 온도에서 굽거나 튀긴 음식을 자주 섭취하는 것은 바람직하지 않다.

높은 온도를 유지하면서 튀겨내는 튀김 요리를 할 때에는 포화지방산의 함량이 높은 야자유나 코코넛 기름을 사용하는 것이 바람직하다. 우리나라 전통음식 중의 하나인 전을 부칠 때 불포화지방산이 들어 있는 들기름보다 포화지방산 함량이 높은 지방을 사용하였던 것은 과학적으로 합리적인 생활 지혜라 할 수 있다.

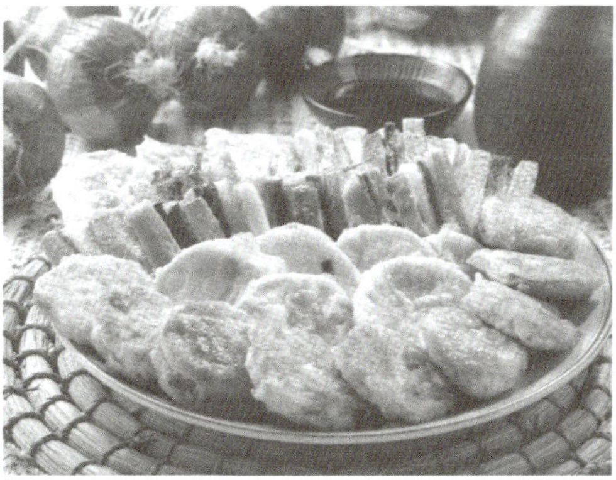

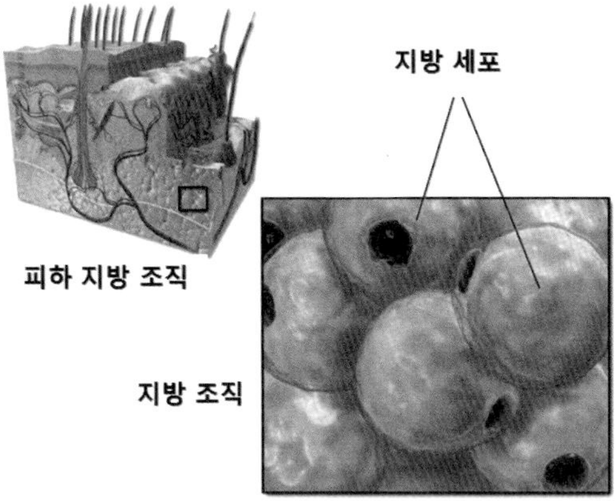

지질은 지방, 인지질, 콜레스테롤을 통칭하는 명칭으로 사람의 몸을 구성하는 화합물에 중에 물, 단백질 다음으로 많이 들어 있다. 남성에는 체 질량의 18~21%, 여성에는 21~31% 정도가 유지되어야 정상이다. 지방 조직은 인체를 보호하는 중요한 역할을 하기 때문에 지방 섭취를 회피하면 건강을 잃게 된다. 식사 총량의 약 20% 정도로 지질원을 늘 섭취해야 한다.

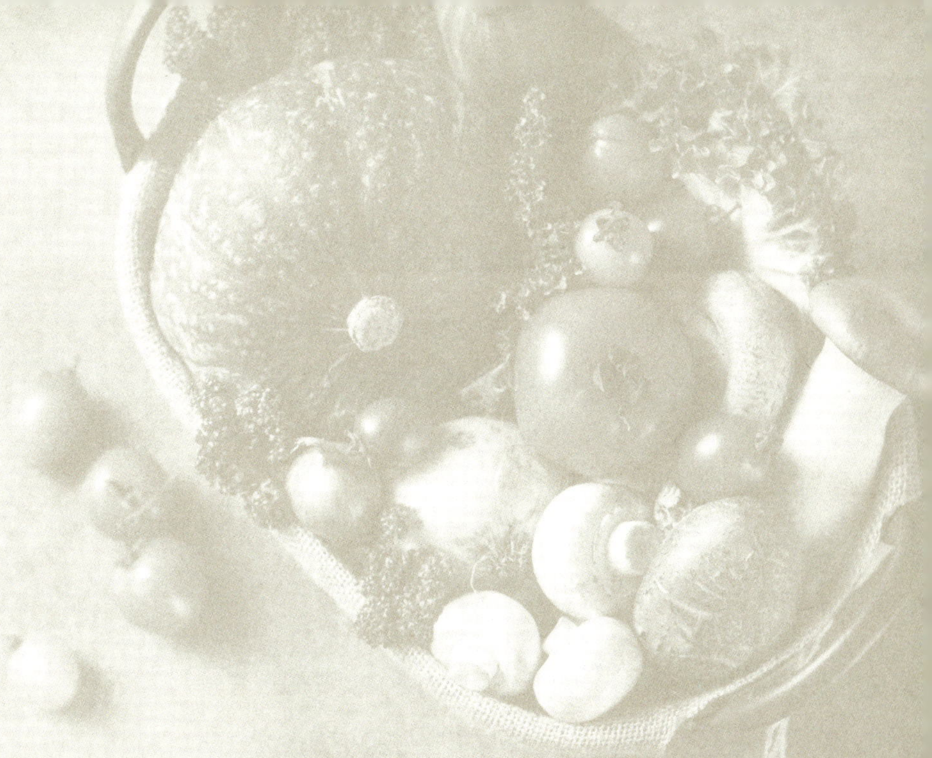

제 6 장

미량으로 생리활성을 조절하는 **비타민**

비타민이란?

비타민 A 공급이 부족하면?

흰 밥을 주식으로 하는 사람에서 나타나는 증상은?

왜 시디신 라임주스를 마셔야 했는가?

뼈를 튼튼하게 하고 싶으면?

비타민 제제를 섭취할 때 주의하여야 할 점은?

임신 중에는 비타민 섭취에 주의가 필요하다?

비타민은 음식 조리 중에 파괴된다?

6.1 비타민이란?

인류는 오래전부터 특정 음식으로 먹어 고질적인 질병을 치료하여 왔다. 그러나 해당 음식에 들어 있는 질병을 치유하는 성분의 화학구조는 20세기에 들어 비로소 밝혀지기 시작하였다.

영국 생화학자 홉킨스는 3대 영양소인 탄수화물, 단백질, 지질 외에 **미지의 부수적인 영양소**가 있음을 1912년에 보고하였다. 네덜란드 의사 에이크만은 이 '미지의 부수적인 영양소'는 질병을 치료하는 활성(vital)이 있고 그 화학구조에 아민기(amine)가 있는 것을 발견하고 vital과 amine 두 단어를 합성하여 미지의 부수적인 영양소를 vitamine이라고 부르게 되었다.

이후 생리활성물질이 있는 부수적인 영양소들이 계속하여 밝혀졌는데 이들 화합물에 다 아민기가 있는 것은 아니어서 1920년 이후부터는 vitamine에서 e를 제외한 vitamin으로 통일하였다. 그리고 vitamin이 발견된 순서대로 vitamin 뒤에 영문 알파벳과 숫자를 붙여 구분하였다.

비타민은 사람의 생리활성 유지에 절대적으로 필요하지만 인체 내에서 합성되지 않기 때문에 반드시 직접 섭취해야 하는 영양소 중에서 필요로 하는 양이 매우 적은 영양소를 말한다. 인체에서 합성되지 않아 반드시 섭취해야 하는 필수지방산, 필수아미노산, 필수무기질 등은 그 필요로 하는 양이 많아서 비타민에 포함되지 않는다.

Vitamine 또는 vitamin이라는 이름으로 보고된 화합물의 화학구조를 규명하고 인체 내에서의 생리활성 기작을 밝히는 연구 결과로 다수의 노벨상 수상자가 배출되었다.

비타민의 종류, 생리활성 및 주 공급원

구분	이름	결핍 증상	1일 최소 섭취량		주 공급원
			유아	성인	
수용성	**비타민 B_1** Thiamine	각기병, 심장약화	1.4 mg	1.4 mg	돼지고기, 곡물
	비타민 B_2 Riboflavin	홍반, 피부손괴	0.8 mg	1.4 mg	유제품 육류,
	비타민 B_3 Niacin	피부 및 소화기 관 손괴	12 mg	16 mg	견과류, 육류, 곡물
	비타민 B_5 Pantothenic acid	피로, 수전증,	4 mg	5 mg	육류, 우유, 과일
	비타민 B_6 Pyridoxine	빈혈, 경련, 과민성	1.0 mg	1.5 mg	육류, 채소, 곡물
	비타민 B_7 Biotin	탈모, 신경근육마비	<50 µg	50 µg	곡물, 콩류, 채소
	비타민 B_9 Folic acid	빈혈, 출산장애	200 µg	400 µg	콩류, 채소류,
	비타민 B_{12} Cobalamin	빈혈, 무감각	<2.4 µg	4 µg	육류, 계란, 우유
	비타민 C Ascorbic acid	괴혈병, 상처치유 지연	<90 mg	90 mg	브로콜리, 귤, 토마토
지용성	**비타민 A** Retinol	야맹증, 면역결핍	600 µg	900 µg	대구, 간, 당근
	비타민 D Calciferol	골연화, 골다공증	5 µg	10 µg	우유, 난황
	비타민 E Tocopherol	신경퇴화 면역 결핍	100 mg	15 mg	식용유, 견과류
	비타민 K_1 Phyllo-quinone	지혈 지연	75 µg	120µg	차, 푸른 채소

현재까지, 총 27개의 화합물이 보고되었으나 몇 개의 화합물들은 같은 화합물로 밝혀져 통합되었고 몇 개의 화합물은 비타민이 아닌 것으로 판명되어 제외되었다. 물에 잘 녹는 수용성 비타민 9개와 기름에 잘 녹는 지용성 비타민 4개를 합하여 총 13개로 정리되었다.

6.2 비타민 A 공급이 부족하면?
– 비타민 A 발견 이야기 –

고대 이집트에서 동물 간으로 야맹증 환자들을 치료하였다. 스위스 화학자 파울 카러는 1931년에 동물의 간에서 야맹증 치료효과가 있는 화합물인 레티놀(retinol)과 레티날(retinal)과 식물에서 추출한 카로티노이드(carotenoid)를 분리하여 그 화학구조를 규명하였다.

이들 화합물의 화학구조는 서로 다르지만 인체에 흡수되면 같은 생리적 활성을 나타내기 때문에 이들을 묶어서 **비타민 A**군이라고 하였다. 그는 비타민 A군에 속하는 화합물의 구조와 생리활성을 밝힌 공로로 1937년에 노벨화학상을 수상하였다.

비타민 A는 망막에서 로돕신(rhodopsin) 형성, 유전자 발현, 세포 활성, 태아 발달, 뼈 형성, 피부 재생, 면역 기능 조절 및 항산화활성을 나타낸다. 비타민 A가 결핍되면 **야맹증**이 생기고 나아가 실명으로 이어진다. 개발도상국에서는 연간 25만~50만 명의 어린이가 비타민

A 섭취 부족으로 실명하는 것으로 알려져 있다.

비타민 A는 지용성 화합물이므로 소화기관에서 지방질과 함께 흡수되기 때문에 지방질 섭취가 부족하면 비타민 A 결핍이 같이 나타난다. 신생아가 모유나 전지분유를 제대로 먹지 못하면 지질 섭취가 부족해져서 비타민 A 흡수율이 떨어진다. 5세 이하 어린이들이 균형이 잡힌 식사를 잘하지 못하면 약 1/3 이상이 비타민 A 결핍이 되는 것으로 조사되었다.

비타민 A는 동물 간, 고구마, 당근, 브로콜리, 버터 등에 많이 들어 있다. 비타민 A 흡수는 **아연이온**(Zn^{2+})에 의하여 조절되기 때문에 식이 무기영양소를 적절히 섭취하여야 한다.

6.3 흰 밥을 주식으로 하는 사람에서 나타나는 증상은?

– 비타민 B_1 발견의 과정 –

일본 해군 소속 의사인 타카키 카네히로는 1884년에 일본 해군이 각기병(脚氣病)으로 사망하는 원인을 규명하기 위해 실험을 했다. 한 쪽 선박에 승선한 병사들에게는 흰쌀로 지은 밥을 제공하고 다른 쪽 선박에 승선한 병사들에게는 현미에 보리, 콩을 넣은 잡곡밥을 제공했다.

그 결과, 백미 위주로 식사를 제공받은 병사들의 대부분은 각기병에 걸렸고 그 중 많은 병사들이 사망하였다.

그러나 현미에 잡곡을 더한 밥을 제공받은 병사들 중에서는 소수만이 각기병 증세가 경미하게 나타났고 단 한 명도 사망하지 않았다. 이 실험은 사람의 생명을 담보로 한 비인도적인 연구라는 비난을 받았으나 얻은 결과는 의학적으로 큰 관심을 받기에 충분하였다.

현미에 들어 있어 각기병에 치료적인 효과를 낸 미지의 부수적인 영양소는 에이크만에 의하여 1920년에 vitamine이라고 명명되었다. Vitamine은 thiamine으로 재 명명되었고 이후에 비타민 B_1으로 분류되었다. 홉킨스과 에이크만은 이 연구 결과로 1929년에 노벨생리의학상을 공동 수상하였다.

비타민 B_1은 인체 내에서 ATP가 생성되는 대사를 관여하는 주요한 인자이다. 포도당이 세포 호흡 대사를 진행하는 과정에서 비타민 B_1은 포도당이 ATP를 생성하는 대사의 활성을 촉진한다.

만약, 인체에서 비타민 B_1이 부족하면 ATP 생성이 직접적으로 저해를 받는다. ATP 생성이 원활하지 못하면 근육의 활성이 떨어져 각기병이 발생되고 신경조직이 손괴되고 뇌 질환을 비롯한 모든 질병의 근원이 된다. 흰쌀로 지은 밥을 주식으로 하는 나라에서 각기병이 잘 일어나는 원인이다. [제2장 3절 참조]

식사를 제대로 하지 못하는 환자에게 링거액을 주입할 때 포도당과 아미노산 및 비타민 B_1을 혼합하는 이유는 포도당이 에너지원으로 사용되는 비율을 높여주려는 것

이다. [제3장 8절 참조]

비타민 B_1은 수용성 비타민이기 때문에 충분히 섭취해도 체내에 축적되지 않고 사용되지 않은 것은 소변으로 배설된다. 따라서 비타민 B_1을 늘 섭취해야 한다. 이러한 불편을 줄이기 위해서 만든 비타민 B_1 지효성 제제를 선택하면 섭취 간격을 늘려 자주 먹어야 하는 불편을 덜 수 있다.

6.4 왜 시디신 라임주스를 마셔야 했는가? – 비타민 C의 실체와 그 활성을 알아내기까지의 과정 –

르네상스 이후 유럽의 여러 나라는 대양으로 진출하면서 국력을 키우려는 정책을 실시하여 먼 바다를 장기간 항해하는 해양선대를 운영했다. 이때 해양선 승선한 선원들이 장기간 항해를 하면서 신선한 채소나 과일을 먹을 수 없게 되자 육지에서는 흔하지 않은 장기 출혈과 뼈 손상이 되고 **괴혈병**에 걸려 죽는 일이 빈번하게 일어났다.

영국 의사인 린드는 통조림 음식을 주로 먹으면서도 장기간 선박에 체류하는 해군 장병들에게 **레몬**이나 **라임**를 먹게 한 결과 괴혈병 발생이 줄어드는 것을 발견하였다. 장병들은 시디신 과일을 마신다는 것을 그리 즐거워하지 않았으나 영국 해군 당국은 선상 장병들에게 라

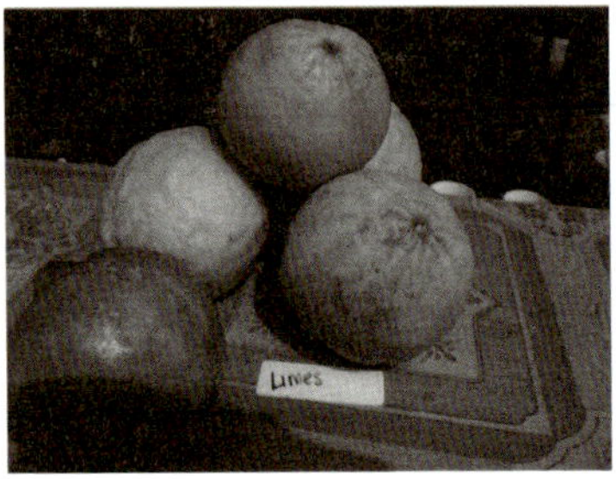

▲ 비타민 C를 발견하는 계기가 된 신과일 라임.

임주스를 일상적인 음료로 공급했다. 특히 장기간 항해하는 선원에게는 라임주스 섭취를 권고했다. 시고도 떫은 라임주스를 마시는 영국 수병들을 **라이미**(Limey)라고 불렀고 점차 영국인을 상징하는 속어가 된 사연이 되었다.

스위스의 카러와 영국의 호어스는 괴혈병 발생을 억제하는 활성화합물이 **아스코르빈산**임을 밝혀내고 이를 비타민 C라 명명하였다. 이들은 비타민 C가 부족하면 괴혈병이 발병하는 사실을 밝혀낸 공로로 1937년에 노벨 화학상을 받았다.

6.5 뼈를 튼튼하게 하고 싶으면?

– 비타민 D 활성의 발견과 실제 –

생선 간이나 기름을 먹어 등뼈가 굽는 **구루병**(일명 곱사병)을 치료하는 민간요법에 착안하여 미국의 화학자

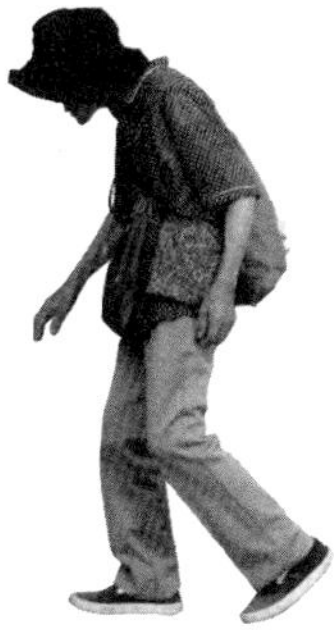

▲ 비타민 D 부족으로 일어나는 구루병(자료: Wikipedia 자료).

매컬럼은 대구 간으로부터 구루병 치료효과가 있는 화합물을 밝혀냈다.

1914년에 밝혀진 이 화합물은 비타민으로는 처음으로 발견된 것이어서 비타민 A로 명명되었으나 이후에 비타민 D로 재 명명되었다. 비타민 D는 비타민 중에서 유일하게 자외선을 받는 피부에서 생합성이 되어 보충된다. 하루에 15~30분씩 일주일 2~3차례씩 피부를 햇볕에 노출하면 인체에서 필요한 비타민 D_3가 생합성이 된다.

비타민 D는 소장에서 칼슘, 철, 마그네슘, 인산염, 아연과 같은 무기화합물이 흡수되는 것을 촉진한다. 뼈가 약해지는 골연화증이나 심하면 등뼈가 굽어지는 구루병으로 진행되는 이유는 비타민 D가 부족하여 칼슘이 흡수되지 않기 때문이다.

지용성 화합물인 비타민 D는 그 화학적 구조의 따라 D_1~D_5으로 구분이 된다. 이중에서 생리적 활성이 있는 것은 D_3와 D_2이다. 식이 보충제로 공급되는 비타민

D 제제는 그 자체로는 생리 활성이 없지만 인체에 흡수되어 간이나 신장에서 생리활성이 있는 활성 비타민 D_3로 전환된다.

6.6 비타민 제제를 섭취할 때 주의하여야 할 점은?

비타민 섭취가 부족하거나 넘치면 심각한 질병이 발생한다. 따라서 1일 섭취 권장량 범위에서 비타민을 섭취해야만 정상적인 생리활성을 유지할 수 있다. 인체에 필요한 비타민 1일 섭취 권장량은 비타민의 종류에 따라 각각 다르다. 성인 남자의 경우 비타민 C는 하루에 90 mg 정도를 섭취해야 하지만 그 밖의 비타민 요구량은 수 mg 또는 수 μg 정도로 매우 적다. 여기서 μg은 mg의 1/1000을 말한다.

수용성 비타민은 적정량 이상 섭취되어도 소변을 통해 곧바로 배설되어 몸에 축적되지 않기 때문에 과다 섭취에 따른 부작용이 적은 편이다. 그러나 **지용성 비타민**을 과다 섭취하면 부작용이 일어날 수 있어 주의해야 한다.

비타민 A와 E를 과다 섭취하면 심장마비를 일으킬 수 있으며 암 환자 및 심장 질환이 있는 사람은 사망에 이를 수 있다. 비타민 A를 하루에 3,000 μg 이상 섭취하면 뼈에 통증이 생기는 증상이 나타난다. 골다공증을 예방하기 위하여 비타민 D를 과다 복용하면 **고 칼슘증**이 생길

수 있다. 특히 간, 신장, 심장에 칼슘이 침착되어 통증이 유발된다. 특히, 태아를 임신한 경우 칼슘 과다증은 태아에게 심각한 해가 될 수 있다.

비타민 D 보충제에는 국제단위(IU)로 활성이 표시되어 있는데 섭취 상한 량은 1~3세의 어린이는 2,500 IU, 4~8세의 어린이는 3,000 IU, 9세 이상 어린이 및 성인은 4,000 IU를 초과 섭취해서는 안 된다.

1일 섭취 권장량 이상의 비타민이 들어 있는 제제는 약전(藥典)의 규제를 받아 제조해야 하며 의료기관의 처방에 의해서만 매입이 가능하게 엄격히 규제하고 있다. 따라서 비타민 보충제를 임의로 선택하여 복용하려 할 경우에는 1일 섭취 권장량 이하로 제조된 것을 선택해야 한다.

정상적인 식사를 통해 음식물을 고루 섭취하기만 해도 비타민 섭취 권장량을 보충할 수 있어 비타민 결핍증상은 흔히 나타나지 않는다. 그러나 비타민이 충분히 들어 있는 신선한 식재료를 잘 공급받지 못하는 지역에 거주하는 경우나 질병으로 인해 음식을 제대로 섭취하지 못하는 경우에는 비타민이 들어 있는 식이보충제를 섭취하여 비타민 결핍을 방지하는 것이 좋다.

6.7 임신 중에는 비타민 섭취에 주의가 필요하다?

여성이 임신을 한 초기에는 마치 투정을 부리는 것 같

이 이 음식 저 음식을 찾아 먹는다. 이러한 현상은 태아의 정상적인 발달을 위해 꼭 필요한 영양소를 보충하려는 엄마의 본능적 반응이다.

태아에게로 전달되는 영양소와 산소의 공급 정도는 엄마의 영양상태에 따라 결정된다. 탯줄 안에 있는 혈관을 통하여 필요한 영양물과 산소가 태아에게 공급되고 태아로부터 나오는 이산화탄소를 비롯한 대사 폐기물은 엄마의 순환계로 거쳐 배출된다. 두 생명이 연합하여 한 시스템으로 진행되고 있다.

태아가 건강히 성장하기 위해서는 영양소와 생리활성을 조절하는 비타민의 공급이 원활하여야 한다. 수정란이 태반에 착상하여 태아로 발달하는 임신의 초기에 태아의 뇌신경 세포 형성이 이루어지기 때문에 이 시기에 비타민 A, 비타민 B_9, 비타민 D, 미량영양소 등을 충분히 섭취하여야 한다.

비타민 섭취는 음식을 고루 먹는 것이 가장 좋은 방법이다. 엽산(folic acid)이라고 하는 비타민 B_9은 푸른 채소에 많이 들어 있으며 당근에 들어 있는 비타민 A는 큰 문제가 되지 않지만 대구 간유나 비타민 보충제를 장기간 섭취할 때에는 비타민 A 과다 섭취가 되지 않도록 하여야 한다.

6.8 비타민은 음식 조리 중에 파괴된다?

생명체로부터 얻은 음식 재료에는 여러 영양소들이 잘 조합되어 함유되어 있다. 따라서 다양한 식재료로 조리한 음식을 골고루 먹는다면 모든 영양소를 잘 섭취할 수 있고 비타민 섭취의 결핍또는 과잉증상이 잘 일어나지 않는다.

모든 음식을 다 원재료 그대로 먹을 수는 없기 때문에 열로 조리하는 과정은 부득이하다. 그런데 재료에 들어 있는 비타민 B_1, B_9, B_3, B_5, C는 음식을 열로 조리하는 과정에서 약 15~25%는 파괴되어 그 활성이 소실된다.

우리나라의 가정에서 음식을 요리할 때 오랜 시간 삶고 끓이고 볶기 때문에 이 과정에서 식재료에 들어 있는 비타민의 활성은 파괴된다. 특히 밥을 지어 보온밥솥에 오래 넣어놓으면 비타민 B_1이 파괴되기 때문에 식사 시간에 맞추어 밥을 지어 바로 먹는 것이 좋다.

야채를 조리하는 경우, 끓는 물에서 오랜 시간 삶는 것보다 높은 온도의 식용유에서 짧은 시간 튀겨내는 것이 비타민 파괴를 줄일 수 있다.

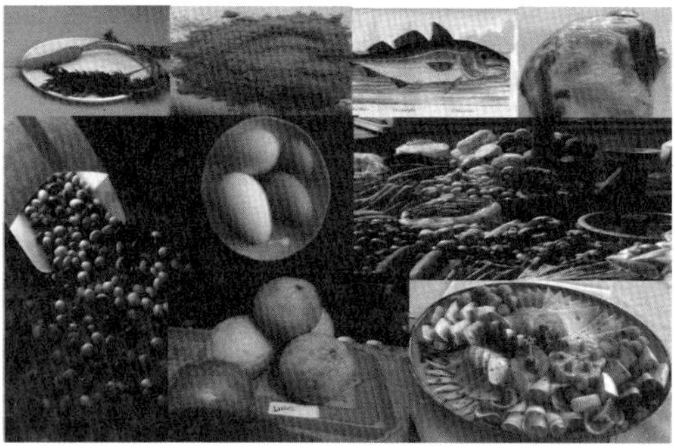

비타민은 인체의 생리활성 유지에 절대적으로 필요하여 반드시 섭취해야만 하는 영양소 중에서 그 적정량이 매우 적은 것을 말한다. 인체에서 비타민은 수용성 비타민 9개와 지용성 비타민 4개를 합하여 총 13개이다. 비타민 섭취가 부족하거나 넘치면 심각한 질병이 발생이 되기 때문에 비타민 섭취에 세심한 주의가 필요하다.

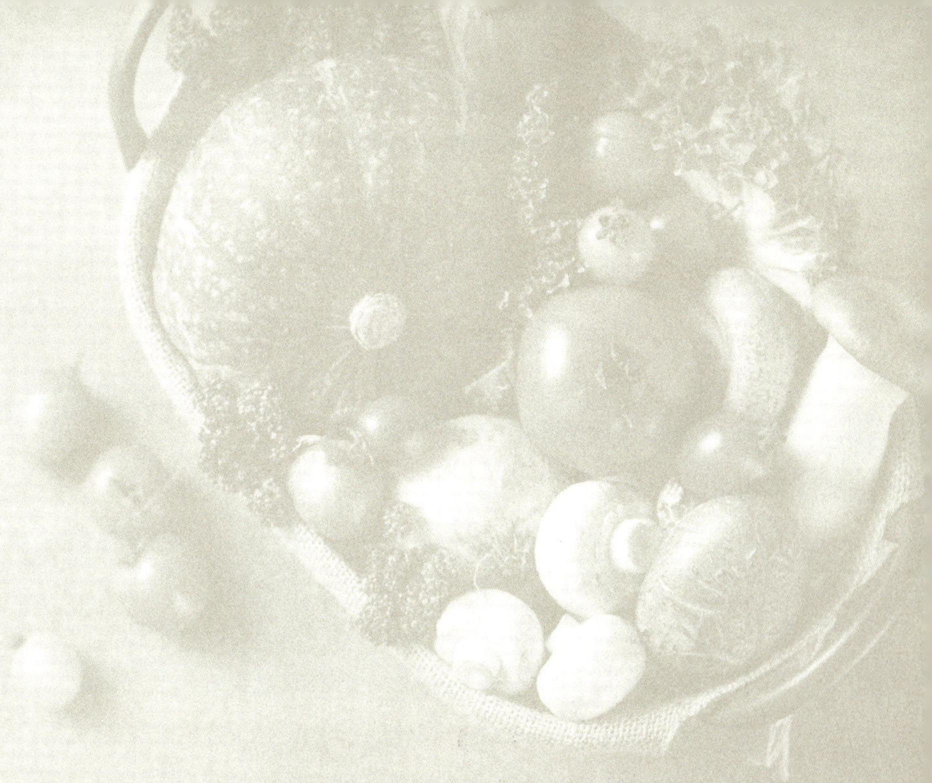

제 7 장

활성 산소군을 제거하는 항산화물질

인체에 활성 산소군은 왜 생성되는가?

활성 산소군의 활성이란?

인체에서 생성된 활성 산소군의 역할 및 제거는?

활성 산소군이 몸에 축적이 되면?

활성 산소군에 의한 질병을 예방하려면?

7.1 인체에 활성 산소군은 왜 생성되는가?

원자의 최외각전구름에 들어 있는 전자가 모두 짝을 이루고 있으면 그 화합물은 자연에 안정하게 존재한다. 그러나 최외각전자구름에 있는 전자가 짝을 이루지 못하고 홀로 있는 **자유전자**가 있는 원자나 화합물은 불안정하여 자연에 그대로 존재하지 못한다. 자유전자에 짝을 지우려는 활성이 강한 원자나 화합물을 **유리기**(free radical)라고 한다. [제1장 3절 참조]

식사를 통하여 섭취된 당질은 포도당으로 흡수되고 흡수된 포도당은 세포호흡대사를 통하여 ATP를 생성하며 탄산가스와 물로 분해된다. 포도당이 분해되는 과정에서 나온 전자(e^-)는 전자전달계를 통과하면서 ATP가 생성되고 최종적으로 산소원자와 수소이온과 결합하여 물이 만들어진다. [제2장 3절 참조]

전자전달계를 통과하는 전자 중에서 약 0.1~2.0%는 정상적인 전자전달계의 중간 단계에서 이탈되어 산소원자(O)가 아닌 산소분자(O_2)로 들어가게 된다. 이탈한 전자 1개가 산소분자에 들어가면 자유전자 1개가 새로 생긴 **슈퍼옥사이드**(O_2^-)가 만들어 진다.

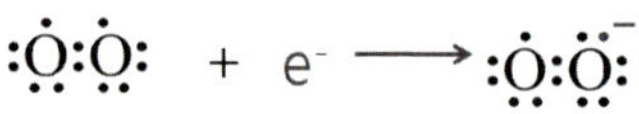

산소분자　　　전자　　　슈퍼옥사이드

▲ 산소분자가 한 개의 전자를 받아들이면 화학적 활성이 매우 강력한 수퍼옥사드로 전환된다.

한편, 세포가 특정한 화학물질에 노출되든지 또는 자외선 및 방사선에 피폭이 되면 물분자는 해리되어 수소이온과 하이드록사이드이온을 만들어진다. 이 때 하이드록사이드이온이 전자 1개를 내보내면 자유전자 1개를 가진 활성산소군인 하이드록실기가 만들어진다.

$$H_2O \rightarrow H^+ + HO^-$$

물 수소이온 하이드록사이드 이온

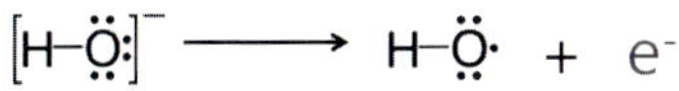

하이드록사이드 이온 하이드록실기 전자

▲ 물 분자가 물리적인 스트레스를 받으면 하이드록사이드 이온으로 전해되는데 생성된 하이드록사이드 이온이 한 개의 전자를 내보내게 되면 하이드록실기로 전환된다.

사람 피부에 상처가 나면 상처 부위에 혈소판이 모여 지혈작용을 하면서 더 많은 백혈구가 상처 부위에 모이도록 유도한다. 상처 부위에 모여든 백혈구는 하이드록실기를 생성하여 상처 부위에 들어온 세균을 사멸시킨다.

이렇게 인체에서 만들어진 슈퍼옥사이드(O_2^-)와 하이드록실기(OH)에는 유리기가 있어 화학 활성이 매우 강력다. 이들을 통칭하여 활성 산소군(ROS)이라고 한다.

7.2 활성 산소군의 활성이란?

화학반응에서 전자를 내보내는 것을 산화반응라고 하

며 전자를 받아들이는 것을 환원반응이라고 한다. 전자가 들어가고 나오는 서로 상반되는 환원반응과 산화반응은 연결되어 동시에 일어난다. 산화가 되는 화합물이 있으면 반드시 환원되는 물질이 있게 마련이다.

산화적 활성이 강한 유리기는 다른 화합물에 있는 전자 1개를 빼앗아 받아들이면 환원된 화합물이 되지만 전자 1개를 빼앗긴 다른 화합물은 산화가 되어 새로운 유리기가 된다. 이렇게 환원반응과 산화반응이 연쇄적으로 일어나는 과정에 활성 산소군은 산화적 활성이 강한 화합물로 작용한다.

인체 내에 유리기인 활성 산소군이 일단 생성이 된 세포에서는 산화반응과 환원반응이 연쇄적으로 일어난다. 그리고 연쇄적으로 일어나는 환원반응과 산화반응에 관련된 화합물들은 불가피하게 산화되든지 또는 환원이 되어 각 화합물은 본래의 화학적 성질이 변화된다.

활성 산소군에 의하여 비정상적인 화합물이 만들어진 결과로 인체에서의 정상적인 생리활성이 변화되고 결국은 여러 질병이 발생된다.

7.3 인체에서 활성 산소군의 역할 및 제거는?

인체를 구성하는 세포는 일정한 수명이 있어 주어진 기간 동안 본연의 역할을 한 후에 스스로 사멸한다. 이러한 현상을 세포자살이라고 하는데 세포자살은 이미 정해진 프로그램에 따라 아주 정교하게 진행된다.

아이의 경우에는 하루에 200억 내지 300억 개의 세포가 자살을 하고 어른의 경우에는 500억 내지 700억 개의 세포가 자살을 한다. 나이가 들면 죽어가는 세포 수만큼 새 세포가 계속하여 만들어지지 않기 때문에 노화가 진행된다.

세포자살에는 슈퍼옥사이드가 관여하는데 세포자살에 관여한 슈퍼옥사이드는 수퍼옥사이드 디스무타제(SOD)의 작용으로 과산화수소(H_2O_2)로 전환되고 생성된 H_2O_2는 다시 퍼옥시다제의 작용으로 물 분자 및 산소 분자로 전환된다. 인체에서 수퍼옥사이드는 자체적으로 생성되는 효소에 의하여 제거된다.

$$O_2^{-} + 2H_2O \xrightarrow{\text{SOD}} 2H_2O_2 \xrightarrow{\text{퍼옥시다제}} 2H_2O + O_2$$

슈퍼옥사이드 물 과산화 수소 물 산소

▲ 인체 내에 생성된 수퍼옥사이드는 SOD 및 퍼옥시다제에 의하여 분해되어 물과 산소로 전환된다.

한편, 인체에 침투한 세균을 사멸하기 위하여 생성된 하이드록실기는 생성되어 본연의 역할을 하는 시간은 10^{-9}초 동안으로 매우 순간적이다. 그리고 주어진 임무가 끝나면 하이드록실기는 항산화물질에 의하여 선택적으로 그 활성이 제거된다. 하이드록실기는 항산화물질로부터 전자를 넘겨받아 환원이 되면서 활성산소군으로서의 활성이 없어진다.

항산화물질은 그 화학구조가 환원된 상태의 화합물로서 가지고 있는 전자를 하이드록실기에게 넘겨주어 활성 산소군의 활성을 없애주는 환원제로 역할을 한다.

인체에서 필요에 따라 생성된 활성산소군은 순간적으로 본연의 역할을 한 뒤에는 이를 분해시키는 효소 또는 항산화물질에 의하여 순조롭게 제거된다.

7.4 활성 산소군이 몸에 축적이 되면?

인체에 활성 산소군이 생성되어 그 본연의 역할을 다하고 순조롭게 소멸되면 세포의 활성이 정상적으로 유지되며 특별한 질병이 일어나지 않는다. 그러나 세포가 스트레스를 비정상적으로 강하게 받으면 활성 산소군이 과다하게 생성되고 과다하게 생성된 활성 산소군이 제거되지 않고 세포 내에 축적되면 세포 내에 산화반응이 연쇄적으로 일어나게 되어 세포를 구성하는 화합물들이 변형이 된다.

슈퍼옥사이드가 분해되면서 나오는 과산화수소가 세포 내에 축적되면 DNA 구조가 변화되어 유전자에 돌연변이가 일어나기 때문에 정상적인 단백질이 발현되지 않는다.

하이드록실기가 파괴되지 않고 그대로 세포 내에 남아 있든지 아니면 스트레스를 받은 세포가 하이드록실기를 과다하게 생성하면 정상적인 세포의 단백질, 세포막이 손상을 받아 세포가 변형이 된다. 활성 산소군에 의하여 세포 내에서 일어나는 반응은 ① 탄수화물의 변형, ② 유전자 손상, ③ 다중 불포화지방산 산화, ④ 아미노산 변형 등을 들 수 있다.

세포의 손상 정도가 심하고 정상적인 효소가 생성되지 않으면 정상적인 활성을 유지할 수 없어 노화와 세포사멸이 빨리 진행된다. 그리고 이러한 상황이 계속되면 심장 질환, 뇌경색, 암, 당뇨, 파킨슨병, 난청, 알츠하이머, 관절염, 자가 면역질환이 난치성 질환으로 진행된다.

7.5 활성 산소군에 의한 질병을 예방하려면?

활성 산소군에 의하여 발생되는 질병을 예방하려면 먼저 세포호흡대사가 건강하게 진행하도록 영양소를 균형이 있게 섭취하여야 한다. 그리고 생활환경을 개선하여 세포에 스트레스를 주지 않아 활성 산소군이 과다하게 생성되지 않도록 해야 한다.

활성 산소군을 선택적으로 분해하는 효소의 발현이 되도록 하고 활성 산소군을 선택적으로 제거하는 항산화물질을 충분히 섭취해야 한다. 활성 산소군을 선택적으로 불활성화시키는 항산화물질은 물에 잘 녹는 수용성 항산화물질과 지방에 잘 녹는 지용성 항산화물질로 구분한다.

수용성 항산화물질은 물의 함량이 높은 세포질과 혈장

에서 생성되는 활성산소군을 제거하는 역할을 하며 지용성 항산화물질은 소수성을 띄는 세포막에 들어 있는 활성산소군의 활성을 억제한다.

항산화물질의 종류와 공급원		
수용성 유기화합물	비타민 C	과일, 채소, 살코기
	라이코펜	수박, 살구, 토마토
	루텐	케일, 민들레, 시금치
	글루타치온	생체 내에서 합성이 됨
	플라보노이드	코코아, 블루베리, 귤
지용성 유기화합물	비타민 A	당근, 망고, 달걀
	비타민 E	알몬드, 식용유, 망고
	조효소 Q10	생체 내 합성, 소 간
무기 화합물	셀레늄	쌀, 밀, 살코기
	아연	굴, 살코기, 콩, 견과류

식물이 자연에서 햇볕을 받으면서 성장할 때 해충이 달라붙으면 식물체는 하이드록실기를 생성하여 해당 부위에 조직을 두껍고 단단하게 만들어 해충이 더 이상 뜯어 먹지 못하게 한다. 식물체에서는 역할을 다한 하이드록실기를 제거하기 위하여 항산화물질을 자체적으로 생합성한다. 비타민 A, 비타민 C, 비타민 E, 라이코펜과 같은 항산화물질이 식물체에 많이 축적되는 이유이다.

항산화물질을 비롯하여 비타민, 필수지방산, 필수아미노산, 식이섬유 등의 주요 영양소가 고루 들어 있는 과일, 채소류, 견과류를 섭취하면 활성산소군을 제거하는 항산화물질을 섭취하게 된다. 정상적인 식사를 유지하기가 어려운 상황이 지속될 때에는 항산화물질이 들어있는 제제를 식이보충제로 섭취하는 것이 좋다.

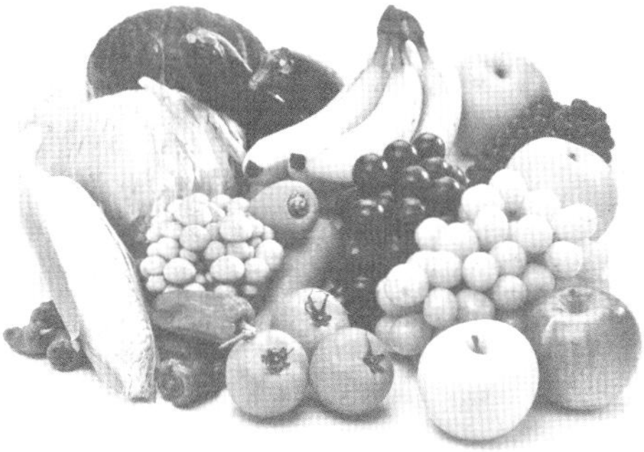

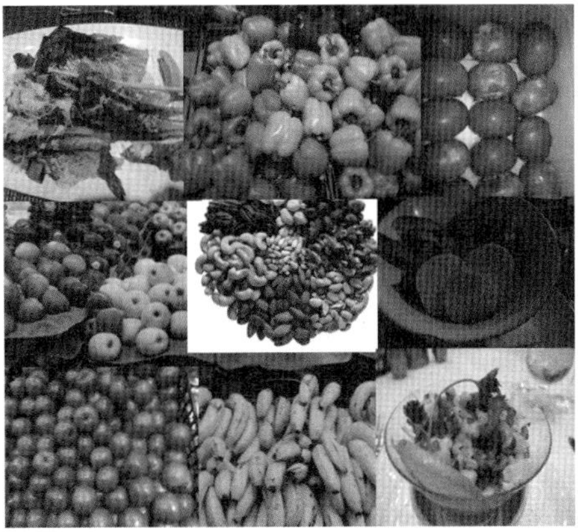

활성 산소군(ROS)은 인체에서 필요할 때 만들어져 그 본연의 역할을 다하면 곧바로 제거가 된다. 인체가 스트레스를 심하게 받으면 ROS가 필요한 량 이상으로 생성되고 또 제 때 제거되지 않아 남아있게 된다. ROS는 매우 강력한 산화작용을 하는 화합물로서 정상적인 생리활성을 저해하고 유전자 변이를 유도하여 여러 질병을 유발한다. ROS가 과도하게 생성되지 않도록 스트레스를 줄이고 ROS를 선택적으로 제거하는 항산화물질이 들어 있는 채소, 과일, 견과류 섭취하는 것이 좋다.

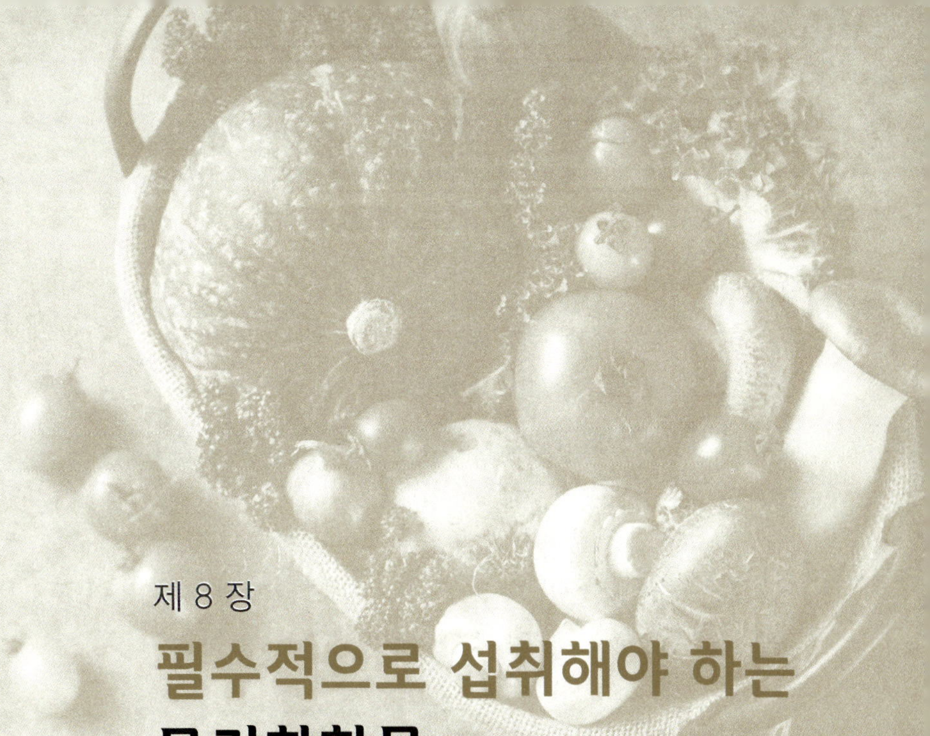

제 8 장

필수적으로 섭취해야 하는 무기화합물

필수 무기영양소의 섭취는?

인체에서 체액의 구성은?

체액에서 삼투압은 왜 그리 중요한가?

링거액 주사는 언제 맞는가?

인체에서 화합물은 어떻게 전달되는가?

하루에 섭취하는 소금의 적정량은?

칼륨이온 섭취에 주의해야 할 점은?

인체에서 칼슘이온과 인산염의 역할은?

인체에 철이온이 결핍되면?

해조류를 꼭 먹어야 하는가?

천일염으로 이를 닦으면 튼튼해진다?

8.1 필수 무기영양소의 섭취는?

사람에게 필요한 유기영양소는 다른 생명체에서 만들어진 유기화합물을 음식으로 섭취하여 소화와 대사과정을 거쳐서 공급한다. 한편, 인체에서 진행되는 생리활성에 중요한 역할을 하는 칼슘(Ca), 칼륨(K), 마그네슘(Mg), 나트륨(Na), 염소(Cl), 망간(Mn), 철(Fe), 코발트(Co), 니켈(Ni), 구리(Cu), 주석(Zn), 셀렌(Se), 브롬(Br), 요오드(I) 등을 섭취하여야 하는데 이들을 **필수 무기영양소**라고 한다. [제1장 6절 참조]

무기화합물이 물에 녹아 전해되면서 전기적으로 (+) 또는 (–) 전하를 띠게 되면 세포막을 통하여 세포 안으로 또는 세포 안에서 세포 밖으로 자유롭게 통과하지 못한다. 그러나 전하를 띠는 무기화합물은 세포막에 있는 개별 **수용체**를 통하여 선별적으로 세포 내로 흡수된다.

무기영양소가 유기화합물에 들어 있으면 전기적인 전하를 띠지 않게 되어 세포 내로 잘 흡수된다. 예를 들어, 우유나 멸치에 들어 있는 유기화합물에 결합된 칼슘원자는 무기 화합물에서 전해되어 나온 칼슘이온(Ca^{2+})보다 잘 흡수된다.

균형 잡힌 음식을 정상적으로 섭취한다면 필수 무기영양소의 섭취는 크게 우려하지 않아도 된다. 그러나 정상적인 식생활을 유지하기가 어려운 상황에서는 필수 무기영양소를 보충제로 섭취하는 것이 좋다. 필수 무기영양소를 식사 외에 보충제로 섭취할 경우에는 각 원자의 하루 섭취 적정량을 준수해야 한다. 하루 섭취 적정량을 조금이라도 초과하면 곧바로 부작용이 뚜렷하게 나타나기 때문이다.

필수 무기영양소 섭취권장량 및 상한량이 인체에 미치는 활성

원자	적정량 (mg)	상한량 (mg)	결핍 증상	과다 증상	주 공급 원
칼륨 (K)	3,500	미보고	근육약화	근육 심장 마비	살코기, 과일, 채소,
염소 (Cl)	3,400	3,600	위산 분비 저해	고혈압	식염
나트륨 (Na)	1,500	2,300	근육경련, 식욕감퇴	고혈압	식염
칼슘 (Ca)	1,000	2,500	성장장애, 골다공증	신장 결석	우유, 콩류
인 (P)	1,000	4,000	치아, 골연화	흡수 장애	유제품, 붉은색고기
마그네슘 (Mg)	420	3,500	근육경련 마비	신경계 마비	곡류, 채소
철 (Fe)	18	45	빈혈	유전 장애	붉은색고기, 콩
아연 (Zn)	15	40	피부 및 장내 염증	오심, 구토, 경련	버섯, 채소, 완두콩
망간 (Mn)	2	11	관절통, 피부 염증	간 기능 장애	잎 채소, 마늘, 딸기
구리 (Cu)	0.9	10	빈혈, 혈소판 감소	구토, 저혈압	버섯, 보리, 시금치
요오드 (I)	0.15	1.1	갑상샘종, 정신박약	피부괴사	해조류, 치즈
셀렌 (Se)	0.05	0.4	심장 약화, 호르몬 약화	소화기능 장애 탈모	어류, 버섯, 마늘
몰리브덴 (Mo)	0.04	0.2	미보고	미보고	토마토, 양파, 당근
코발트 (Co)	0.002	미보고	빈혈	미보고	
불소 (F)	미보고	미보고	충치 발생	치아 결석	식수

8.2 인체에서 체액의 구성은?

인체에 들어 있는 액체를 통칭하여 체액이라고 한다. 체액은 전 체중의 55~60% 정도가 되며 세포내액과 세포외액으로 구분된다. **세포내액**은 체액의 약 2/3 정도로서 75 kg인 성인에 약 30 L 정도가 된다. **세포외액**은 세포와 세포와 세포 사이에 들어 있는 **간질액**, 혈관 안에 들어 있는 **혈장**(혈액), 기관과 기관 사이에 들어 있는 **체강액**, 림프계에 들어 있는 **림프액** 등으로 구분된다. 세포외액은 체액의 약 1/3 정도로서 인체 내에서 유동성이 높고 인체의 생리적 환경에 따라 민감하게 그 량이 변화된다. 건강한 75 kg인 성인에는 간질액과 림프액이 합하여 약 11 L, 혈장이 3 L, 체강액은 1 L 정도이다.

소화기관에서 흡수된 물, 유기영양소 및 무기영양소는 직접적으로 체액의 조성에 직접적으로 영향을 준다. 유기영양소 중에 일부는 전해되지 않은 상태로 체액에 녹아 있는 비전해질로 체액에 들어있으나 무기영양소는 전해되는 전해질로 체액에 들어가기 때문에 무기영양소 섭취는 체액 조성에 더 민감하게 영향을 준다.

8.3 체액에서 삼투압은 왜 그리 중요한가?

체액의 삼투압은 체액에 녹아 있는 전해질과 비전해질의 분자 수로 결정된다. 세포내액은 세포막을 통과하여 세포 밖으로 자유롭게 유동하지 않기 때문에 세포내액은 외부환경 변화에 크게 영향을 받지 않으면서 일정한 삼투압을 유지할 수 있다. 그러나 세포외액은 식생활, 주거환경 및 신체적인 활동에 따라 물 분자와 전해질의 분자 수가 곧바로 변화되기 때문에 세포외액의 삼투압은 수시로 변화가 된다.

정상적인 생리적 상태에서는 세포내액 삼투압과 세포외액 삼투압이 서로 같은 등장액 상태로 유지된다. 만약 세포외액 삼투압과 세포내액 삼투압이 차이가 나면 그 차이를 해소하여 등장액이 되도록 하려는 생리적 반응이 일어난다.

예를 들어, 운동을 심하게 하여 땀을 많이 흘리면 세포외액에 들어 있는 물 분자가 줄어들어 세포외액 삼투압은 세포내액 삼투압보다 높은 고장액 상태가 된다. 세포외액이 고장액이 되면 갈증이 나서 물을 찾아 마시게 된다.

사람이 갈증을 심하게 나는데도 불구하고 물을 마시지 않으면 세포내액에 있는 물 분자가 세포외액으로 빠져나오게 된다. 탈수가 된 세포는 모양이 수축되고 세포질은 농축이 되어 세포 내에서 일어나는 여러 대사가 저해를 받는다.

반면에, 물을 과다하게 마시든지 무기 영양소 섭취를 소홀히 하면 세포외액 삼투압이 세포내액 삼투압보다 낮은 저장액 상태가 된다. 이 경우에는 세포외액에 있는 물 분자는 신장에서 소변으로 배설된다. 신장 기능에 이상이 생겨 물 분자를 배설하지 못하면 몸이 붓는 부종이 나타난다.

세포외액에 들어 있는 물이 과다하게 배출되면서 전해질이 함께 배출이 되면 체액의 전해질이 부족하게 되어 정상적인 생리적 활성이 유지되지 않는다. 장시간 행군하는 장병들이나 심하게 운동을 하는 선수는 수시로 이온음료를 마시어 물과 함께 전해질을 보충하는 것이 바람직하다.

8.4 링거액 주사는 언제 맞는가?

인체에서 세포외액의 삼투압과 세포내액 삼투압이 서로 같은 등장액으로 유지하기 위하여 물 분자와 필수무기영양소를 적절히 섭취하여야 한다. 그런데 수술을 받은 환자가 자의적으로 물을 마시고 전해질을 섭취하는 것이 어려운 경우에는 의료적으로 물과 비전해질 및 전해질을 주사로 주입하여야 한다.

링거(S. Ringer)가 1882년에 제안한 **링거액**은 그 조성, 삼투압, pH 등이 사람의 혈액과 유사하게 조제된 수액제이다. 링거액에 들어 있는 소금, 염화칼슘, 염화칼륨은 양이온과 음으로 각각 전해되고 젖산나트륨은 간에서 대사되어 탄산가스로 전환된다. 생성된 탄산가스는 물에 녹아 중탄산이온을 만들어 혈액 pH가 7.35~7.45로 유지되도록 한다.

링거액은 보통 정맥에 직접 주입하는데, 혈액에 들어온 물 분자와 각종 전해질은 혈관을 통하여 온몸으로 이송되어 간질액과 체강액에 물 분자와 전해질을 보충한다. 환자가 식사를 제대로 하지 못할 경우 포도당(10~15%)과 필수아미노산을 링거액에 첨가하여 함께 주입하기도 한다.

8.5 인체에서 화합물은 어떻게 순환하는가?

혈액은 혈관을 통하여 인체 전체로 늘 순환하는 세포외액으로 성인에서 혈액량은 2.7~3.0 L가 된다. 혈액은 물이 92% 이고 전해질 및 비전해질 및 혈액세포가 8%이다.

혈액 삼투압을 혈압이라고 하는데 혈압은 혈액에 들어있는 전해질과 비전해질의 분자 수, 심장박동 정도, 피의 흐름 속도, 혈관 벽의 신축성 등으로 결정된다. 그리고 심장이 수축하고 이완하는 주기에 따라 수축기 혈압과 이완기 혈압이 주기적으로 반복된다.

심장수축기에서 동맥혈압은 간질액 삼투압보다 높아서 동맥 안에 있는 비전해질, 전해질, 혈액 세포가 간질액으로 빠져나온다. 반면 심장이완기에서 정맥혈압은 간질액 삼투압보다 낮아서 간질액에 들어 있는 여러 대사산물들이 정맥 안으로 들어간다.

혈압은 심장 수축기와 이완기에 따라 주기적으로 변화되지만 간질액 삼투압은 비교적 안정적으로 유지되

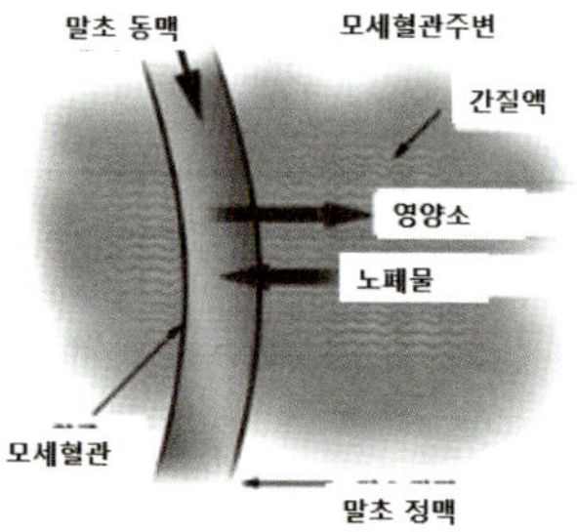

▲ 혈관 내 혈압과 간질액의 삼투압 차이에 의하여 영양소는 혈액에서 간질액으로 나오고 노폐물은 간질액에서 혈액으로 들어가게 된다.

기 때문에 인체의 혈액 순환 체계에 따라 물질과 혈액세포가 하게 된다. 인체에서 역동적으로 진행되는 대사에 필요한 물질이 제때 공급되고 여러 대사에서 생성되는 노폐물이 배설기관으로 신속하게 이송된다.

인체에서 섭취된 영양소가 잘 전달되고 노폐물이 잘 배설하기 위해서는 혈압이 정상적인 범위 내에로 잘 유지되고 물과 전해질을 적절히 섭취하여 간질액 삼투압을 잘 조절하는 것이 무엇보다도 중요하다. 하루에 적당한 양의 물을 꼭 마셔야 하고 또 전해질이 되는 필수 무기 영양소를 잘 섭취해야 하는 이유이다. [제9장 1~2절 참조]

8.6 하루에 섭취하는 소금의 적정량은?

소금은 나트륨이온과 염소이온이 이온결합을 하여 만들어진 무기화합물이다. 소금은 물에 잘 녹아 나트륨이온과 염소이온으로 전해되는데 나트륨이온은 세포외액의 삼투압을 조절하는 전해질 중에 가장 중요한 전해질이다.

성인은 하루에 나트륨이온을 1,500 mg 정도 섭취하도록 권장하는데 소금 분자량의 40%가 나트륨이며 60%가 염소이기 때문에 소금 3,750 mg을 섭취하면 나트륨이온 1,500 mg과 염소이온 2,250 mg을 섭취하는 것과 같다.

사람이 하루에 소금을 3,750 mg 이상을 섭취하면 세포외액에 나트륨이온이 증가되기 때문에 삼투압이 증가되어 갈증을 느끼고 물을 마시게 된다. 결과적으로 혈압이 상승되기 때문에 심혈관 질환이 있을 경우에는 나트륨이온을 과다 섭취하면 심근경색과 뇌경색이 일어날 수도 있다. 과도한 나트륨 섭취는 신장에서 여과와 재흡수 과정에 무리를 주어 칼슘이온 재흡수가 떨어져 혈중 칼슘이온 농도가 낮아진다.

나트륨 섭취를 줄이는 가장 좋은 방법은 음식을 싱겁게 먹는 것이다. 갑자기 싱겁게 먹는 것이 쉽지 않으면 국과 찌개처럼 소금 농도가 높은 음식의 섭취량을 줄이는 것이 좋다. 국과 찌개에는 최소한 2% 이상의 소금이 들어 있어 국이나 찌개를 500 mL 정도만 먹어도 그 자체로 이미 10 g 이상의 소금을 섭취하게 되어 나트륨 섭취량이 4 g이나 되어 하루 섭취권장량을 훨씬 초과한다. 음식에 식초나 다른 조미료를 사용하여 조리하면 소금 섭취량을 줄일 수 있어 나트륨 섭취를 줄일 수 있다.

8.7 칼륨이온 섭취에 주의해야 할 점은?

칼륨이온(K^+)은 세포 내에 다량 존재하며 근육 수축작용 및 신경전달에 관여한다. 인체내에서 나트륨과 칼륨 함량 비율은 신경세포에서 신호를 전달하는 과정과 신장에서 전해질의 재흡수에 매우 중요하다.

섭취된 칼륨이온의 90%는 소변으로 배설되고 약 10% 정도는 땀과 대변으로 배출된다. 따라서 혈중의 적정 농도인 140~220 mg 정도를 유지하기 위하여 하루에 약 4,700 mg 정도의 칼륨이온을 늘 섭취해야 한다. 칼륨이온이 부족하여 생기는 저 칼륨 상태에서는 신경 전달이 마비되고 장 운동이 느려져 변비와 장폐색이 일어날 수도 있다.

배뇨 기능에 이상이 있으면 소변으로 칼륨이온이 배설되지 않아 혈액에 칼륨이온 농도가 높아지는 고 칼륨

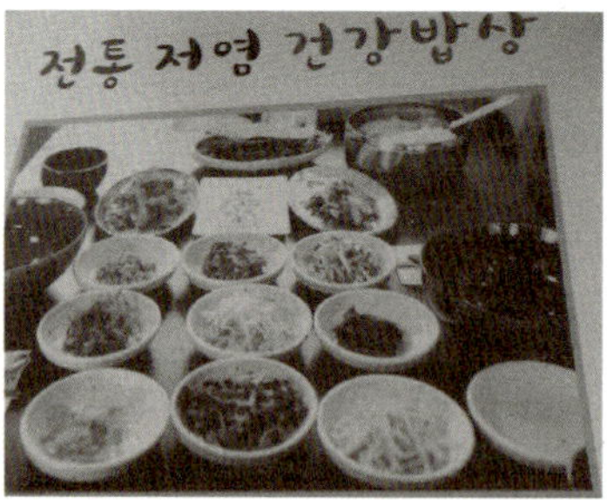

▲ 나물 반찬은 나트륨 섭취를 줄이고 칼륨 섭취를 적당하게 유지하게 한다.

증 상태가 된다. 고 칼륨 상태에서는 운동근육 및 심장근육에 영향을 주어 그대로 오래 방치하면 심근경색으로 사망에 이르게 된다. 신장 기능에 이상이 있을 경우에는 칼륨이온이 많이 들어 있는 채소, 고구마, 밤, 과일 섭취량을 줄여야 한다.

잎채소를 쌈으로 먹을 때에는 검푸른 채소보다는 연두색 또는 흰색 위주의 야채를 선택하는 것이 좋다. 검푸른 채소는 푹 삶아서 파란물이 다 빠지도록 여러 번 헹구고 꼭 짠 뒤에 다시 국이나 나물로 무쳐먹는 것이 좋다. 잎채소를 더운 물에 삶아서 일정한 시간 담근 뒤에 물을 짜내고 양념한 나물 반찬이나 과일 겉껍질을 벗기고 속살을 먹는 것은 칼륨이온 섭취량을 줄이는 좋은 방법이다.

8.8 인체에서 칼슘이온과 인산염의 역할은?

칼슘이온(Ca^{++})은 인체에서 뼈를 구성하는 역할을 하는 동시에 신경계에서 신호 전달작용, 심장과 근육세포에서 수축과 이완작용, 외상으로 인한 출혈에서 지혈작용, 효소의 활성 조절 등 아주 중요한 생리적 작용에 관여 하기 때문에 반드시 섭취해야 하는 필수 무기영양소이다.

칼슘이온은 비타민 D_3에 의하여 소장에서 흡수되고 혈장 단백질인 알부민과 결합하여 이동되며 호르몬 칼시토닌(calcitoin)의 작용에 의하여 뼈에 저장된다. 인체에

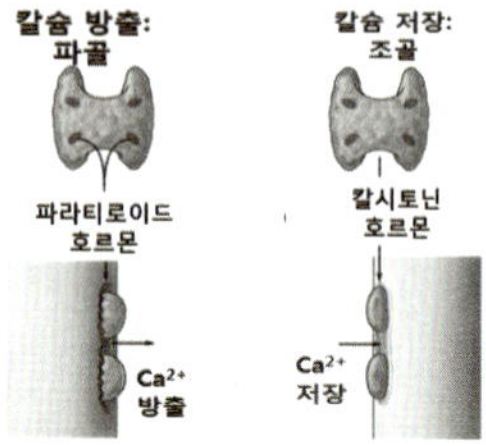

▲ 섭취된 칼슘이온은 뼈에 저장되고 또는 필요시에는 방출되어 사용된다.

들어 있는 칼슘의 99% 정도는 뼈와 치아에 들어 있다.

칼슘이온 섭취가 부족하여 혈중의 칼슘이온 농도가 낮아지면 호르몬 **파라티로이드**(parathyroid) 작용에 의하여 뼈에 들어 있는 칼슘이 혈액으로 방출되어 혈액 내의 칼슘 이온 농도가 안정한 수준으로 늘 유지된다. 뼈에서 칼슘이온이 빠져나와 뼈가 약화된다 하더라도 혈액 내의 칼슘 이온이 안정적으로 유지되어야만 여러 중요한 생리적 활성이 유지되는 것이 더 중요하기 때문이다.

하루에 섭취해야 하는 칼슘이온 양은 1~3세 영유아는 700 mg, 성인은 1,000~1,200 mg 정도이다. 칼슘이온을 적절히 섭취하지 않아 뼈에서 칼슘이온이 계속적으로 빠져나오면 **골다공증**이 발생하며 이 상태가 오래 지속되면 척추 뼈가 휘는 **구루병**(일명 곱사병)이 발생된다. [제6장 5절 참조]

피부가 햇볕에 노출되면 비타민 D가 합성되기 때문에 햇볕을 쬐는 것은 궁극적으로 뼈를 튼튼하게 하는 방법이 된다. 우유 제품을 비롯하여 콩류, 해조류, 견과류,

케일, 참깨에는 칼슘 함량이 높아 좋은 칼슘원이 된다.

한편, 칼슘이온이 인체에 아주 중요하다고 해서 필요 이상으로 칼슘이온을 과다하게 섭취하면 혈액 중의 칼슘이온 함량이 비정상적으로 높아져 다른 무기영양소 흡수가 저하된다. 그리고 신장 기능이 저해되고 심장 판막에 칼슘이 침착된다.

인체의 혈액을 비롯한 체액에는 인산이온이 들어 있어 삼투압과 산도를 산도(pH)를 7.35~7.45로 안정되게 유지한다. 인산이온은 핵산 합성에 필수적이며 ATP 생성에 절대적으로 필요하다. 인산이온이 칼슘과 결합한 인산칼슘염은 뼈와 치아의 강도를 조절 때문에 반드시 섭취하여야 하는 무기영양소이다. 건강한 생명체에는 인산염이 최적 상태로 들어 있어 정상적인 식사를 하면 인체에서 필요한 인산염이 적절하게 공급이 된다.

8.9 인체에 철이온이 결핍되면?
- 시디신 살구가 먹고 싶다고 하다면 -

혈액 세포의 하나인 적혈구에 들어 있는 헤모글로빈(hemoglobin)은 산소를 전달하는 중요한 역할을 한다. 헤모글로빈은 4개의 단위 단백질이 모여 만들어진 단백질로 그 중앙에는 철이온이 헴그룹(heme group)으로 들어 있다.

산소분자는 허파에서 헤모글로빈의 철이온과 결합되어 동맥 혈관을 통해 인체 내 산소가 필요한 곳으로 전달된다. 산소가 결합된 동맥 안의 피가 붉은색을 띠는 것은 헤모글로빈의 철 이온에 산소가 결합되어 있기 때문이다.

만약 철이온 섭취가 부족하면 헤모글로빈이 충분히 합성되지 않기 때문에 산소 전달이 제대로 이루어지지 않는다. 산소가 부족하면 호흡대사가 줄어들어 ATP 생성이 급격하게 떨어진다. 철이온이 결핍되면 곧바로 산소가 결핍되는 상태가 되고 ATP 생성이 저하되어 결과적으로 악성빈혈 증상이 나타나게 된다. [제2장 3절 참조]

성인이 하루에 섭취해야 할 철이온 상한 량은 8 mg 정도로 매우 적은 양이지만 인체 내에 철이온이 고갈되면 생명은 더 유지할 수 없게 된다. 붉은색을 띠는 살코기는 철분 함량이 높아 철이온을 공급하는 가장 좋은 재료이다.

무기화합물 형태인 철이온은 세포 내로 흡수가 잘되지 않으나 유기물에 결합된 상태의 철 원자는 인체에서 흡수 효율이 증대된다. 철이온이 구연산과 결합한 철-구연산 착화합물은 세포 내로의 흡수가 잘된다. 빈혈을 치료하는 조혈보충제에는 철이온을 구연산과 착화합물로 만들어 혼합되어 있는 것이 많다.

임신부는 태아의 발달과 성장을 위하여 생체에너지 소모가 급격히 증가한다. 임신부의 체내에서 요구되는 에너지를 생산하여 공급하기 위하여 더 많은 당질과 산소가 공급되어야 한다. 더 많은 양의 산소를 공급하기 위해 더 많은 헤모글로빈이 만들어져야 하고 헤모글로빈을 만들기 위해서는 철이온을 공급해야만 한다.

요즘에는 듣기 어려운 대화이지만, 옛날에는 새댁이 첫 아이를 임신하면 시어머니에게 '어머님! 살구가 먹고 싶습니다.'라고 말했다고 한다. 임신한 사실을 어른들께 에둘러 표현한 것이다. 그런데 임신부가 여러 종류의 과일을 다 제쳐놓고 왜 하필이면 시디신 살구가 먹고 싶다고 했을까?

임신부가 자연스럽게 살구나 귤과 같은 신 과일을 찾아 먹고 싶은 것은 철이온의 섭취를 늘리려는 신체의 자동적 반응한다. 신 과일에는 구연산이 많이 들어 있어 신 과일을 먹으면 철이온 흡수에 도움이 되며 과일에는 필수비타민과 항산화물질이 고루 들어 있어 임산부에게 더할 나위 없이 좋은 음식이라 할 수 있다. 아이를 임신한 여성이 이러한 과학적 근거를 알고 심사숙고하면서 시디신 살구를 찾아 먹었을까! 몸이 표출하는 본능적 요구는 다 생리적으로 근거가 있는 것이다.

8.10 미역과 같은 해조류를 꼭 먹어야 하는가?

인도, 중국, 중앙아시아 및 중앙아프리카의 내륙 지역에는 갑상선이 붓는 갑상선종이 매우 빈번하게 발생하였다. 바다에서 먼 지역에서는 갑상선종을 치료하기 위하여 해안으로부터 미역이나 다시마와 같은 해조류를 실어와 먹었다. 고대 중국에서는 양이나 돼지의 갑상샘을 적출하여 건조한 뒤에 분말로 만들어 갑상선종 환자에게 투여했다.

19세기에 와서야 해조류나 동물의 갑상샘에 들어 있는 요오드(iodine)가 갑상선종 치료에 유효한 성분으로 밝혀졌다. 요오드는 갑상샘에 들어 있어 호르몬의 기능을 조절하는 긴요한 원자로서 요오드 섭취가 부족하면 갑상선종이 유발된다.

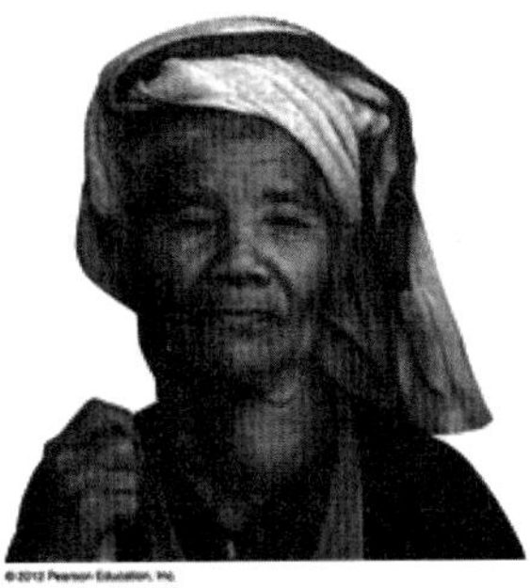

▲ 요오드 섭취가 부족하면 갑상선종이 된다(자료: Wikimedia.).

해조류 섭취가 쉽지 않은 산악지대 국가인 스위스에서는 1922년 요오드를 첨가한 소금을 공급한 후부터 갑상선종 발생이 감소하였다. 요오드는 미역과 김 등의 해조류에 많이 함유되어 있어 식사에서 이를 섭취하면 요오드 결핍은 막을 수 있다.

우리나라는 삼 면이 바다로 둘러싸여 있고 바다에서 나오는 신선한 해조류를 쉽게 얻어서 먹을 수 있어 갑상선종 발생이 흔하지는 않다. 김, 미역, 다시마 등을 쉽게 먹을 수 있어 참 다행이다.

8.11 천일염으로 이를 닦으면 튼튼해진다?

우리나라에서 치약 사용이 일반화되기 전에는 천일염으로 이를 닦았다. 천일염에는 여러 무기질들이 들어 있고 그중에 불소(F)가 들어 있어 천일염으로 이를 닦았던 사람들이 건강한 치아로 평생 별 고통 없이 살았다.

이가 발달하는 어린이 시기에 불소를 적절하게 공급하여 주는 것은 매우 중요하다. 이러한 치의학적 인과관계를 근거로 하여 여러 나라에서는 불소가 포함된 치약이 생산되어 시판되고 있으며 수돗물에 아예 불소화합물을 첨가하여 공급하기도 한다.

불소는 0.5~1.2 ppm에서는 치아의 표면인 법랑질을 단단하게 하는데 불소의 농도가 이보다 낮으면 치아에 충치가 생기기 쉽고 치아다공이 발생한다. 그러나 적정한 농도 이상으로 불소가 공급되면 오히려 강도가 지나쳐 치아가 깨지게 되는 현상이 나타난다.

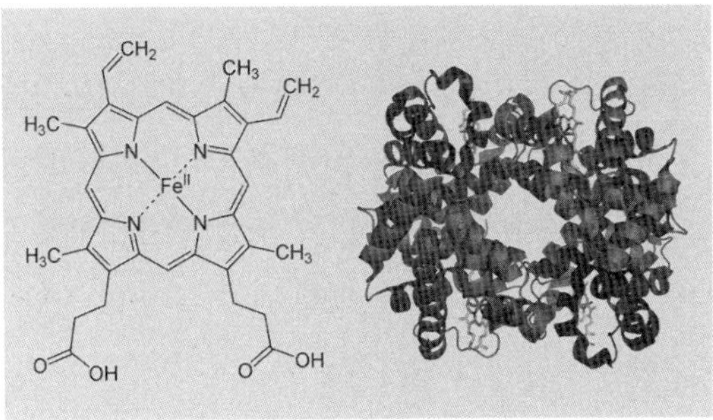

무기화합물은 원자 그 자체로 인체구성, 신경전달 등 중요한 역할을 하며 체액의 삼투압을 조절한다. 무기화합물 섭취에 균형이 깨지면 체액에 전해질의 균형이 깨지면 삼투압이 변화되고 인체 내에서 필수적인 생리활성이 저해를 받는다. 인체에서 필수적으로 요구되는 무기화합물을 적정량으로 섭취하도록 세밀한 주의가 필요하다.

인체에서 산소공급에 필수적인 단백질 헤모글로빈에는 철이온이 들어 있다. 철이온을 섭취하지 않으면 생명을 이어 갈 수 없다(자료: Wikipedia).

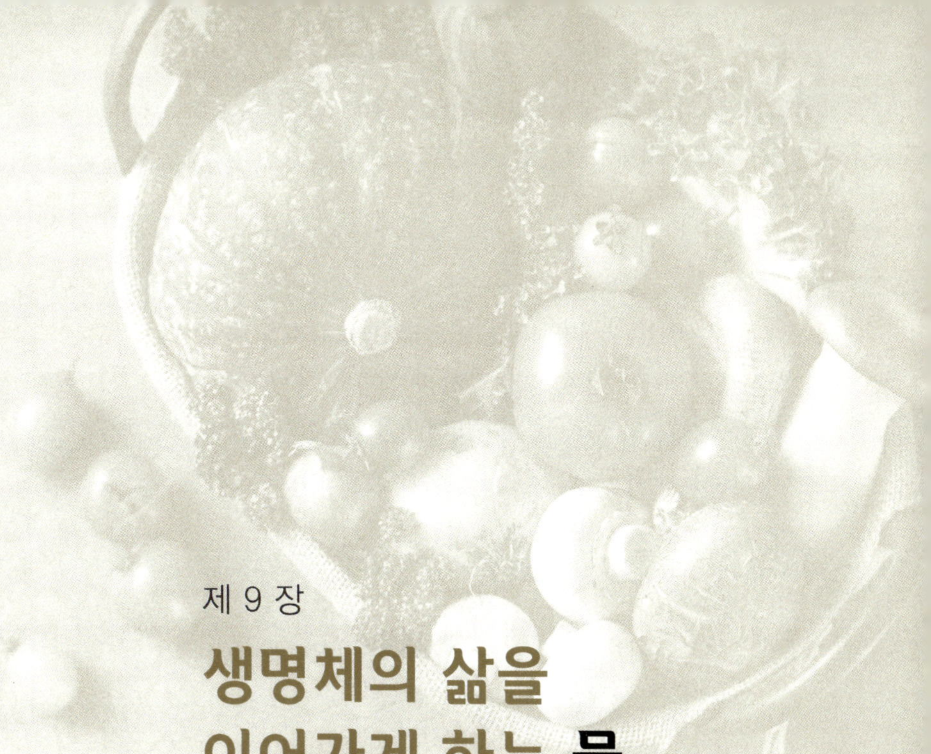

제 9 장

생명체의 삶을 이어가게 하는 물

물을 왜 생명수라고 하는가?

사람은 하루에 물을 얼마나 마셔야 하나?

음료수의 산도(pH)는 어떻게 결정되는가?

마시는 음료의 산도에 따라 혈액의 산도가 변하는가?

마시는 물이 깨끗하다는 것을 어떻게 알 수 있나?

음료수에 중금속 검사를 철저히 하는 이유는?

물이 지구 환경에서 액체로 존재하는 이유는?

날이 더우면 땀이 나고 물을 찾아 마시는 이유는?

물은 왜 표면에서부터 어는가?

육각수는 정말 존재하는가?

물 자원을 잘 관리하여야 하는 이유는?

9.1 사람은 하루에 물을 얼마나 마셔야 하나?

지구상에 있는 생명체에는 예외 없이 물분자가 들어 있는데 인체에 들어 있는 물은 전 체중의 55~60% 정도가 된다. 사람이 물을 덜 마시면 인체 내에 물이 부족하여 목이 마르게 된다. 목이 마르다는 것은 체액에 들어 있는 물이 부족하다는 생리적인 신호이다.

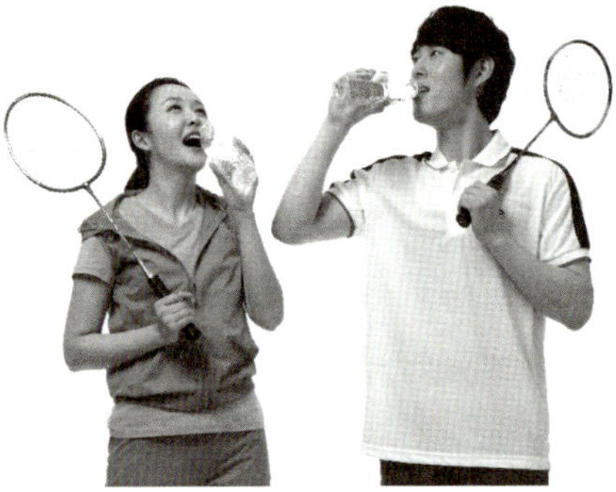

▲ 성인은 하루에 3 L 정도의 물을 마셔야 한다. 운동이나 무더위로 인해 땀을 흘리는 경우에는 더 많은 량의 물을 마셔야 한다.

체액에 물분자가 부족하다는 신호를 보내는데도 물을 보충하지 않으면 탈수현상이 일어나 생명까지도 위협을 받게 된다. 인체 내 물은 체액의 삼투압 조절과 체온의 항상성을 유지에 절대적으로 중요한 역할을 하기 때문이다. [제8장 3절 참조]

사람이 사는 주변 환경과 나이 및 운동의 정도에 따라 물을 섭취하는 량이 차이가 있지만 건강한 성인은 하루에 3 L 정도의 물을 마셔야 한다. 덥고 건조한 지역에 체류한다든가 심한 운동을 하여 몹시 땀을 흘리는 경우에는 물을 더 마시게 된다.

9.2 물을 왜 생명수라고 하는가?

물분자는 수소원자 2개가 산소원자 1개와 전자를 공유하는 공유결합으로 만들어진 화합물이다. 그런데 산소는 수소가 가지고 있는 전자를 끌어당기는 힘이 있어 전자의 밀도가 높아 산소 쪽은 음(−)전하를 띠고 수소는 전자를 산소원자에게 넘겨주어 전자의 밀도가 낮아져 수소 쪽은 양(+)전하를 띠기 때문에 물분자는 양극성 화합물이 된다.

한 화합물의 한 쪽은 전기적으로 양(+)전하를, 다른 쪽은 음(−)전하를 동시에 띠면 이를 극성 화합물이라고 한다. 그리고 화합물 전체에 전하의 편차가 없는 화합물을 비극성 화합물이라고 한다.

극성 화합물은 극성 화합물인 물분자에 잘 녹는 친수성 화합물이 되고 비극성 화합물은 물에 잘 녹지 않는 소수성 화합물이 된다.

인체에서 일어나는 대사는 주로 친수성 화합물이 물에 녹아 있는 수용액 상태로 진행된다. 수용액이란 물이 용매가 되어 용질이 녹아 있는 것을 말한다.

사람이 식사를 통하여 섭취하는 영양소 중에서 탄수화

물, 단백질 및 지질은 소화되어 친수성 화합물로 흡수된다. 물에 잘 녹는 수용성 비타민이나 무기영양소는 별도의 분해과정이 없이 수용액으로 흡수된다.

인체 내에서 진행되는 모든 대사는 수용액에서 진행되기 때문에 물은 모든 **영양소**를 담는 용액이다. 인체 내에 물분자가 없어지면 모든 대사가 제대로 일어나지 않아 생명을 유지할 수 없다. 물이 없으면 생명체는 절대로 살 수 없기 때문에 물은 **생명수**(Water is the solvent of life)라고 한다.

9.3 마시는 음료의 산도에 따라 혈액의 산도가 변하는가?

사람이 음식물을 섭취하면 소화가 되어 수용액상으로 흡수되지만 사람 혈액의 산도(pH)가 항상 7.35~7.45 범위 안에서 안정되게 유지된다. 만약, 혈액의 산도가 정상 범위를 벗어나 7.0 이하 산성이 되든지 또는 7.8 이상 알칼리성이 되면 생명이 위태해진다.

산도는 수소이온 농도를 로그(log) 값을 취하여 음수를 양수로 하는 값으로 1~14 범위로 나타난다. 물분자는 상온에서 pH는 7.0이다. pH 7.0을 **중성**, pH가 7.0 이하이면 **산성**, pH가 7 이상이면 **알칼리성**이라고 한다. 순수한 물의 pH는 7.0이지만 순수한 물이 공기에 노출되면 탄산가스가 녹아 들어가면서 수소이온이 생겨 pH

는 6 이하로 내려간다.

일상의 생활에서 자주 사용되는 여러 용액의 pH는 다양하다. pH 값이 적으면 적을수록 더 강한 산성 용액이 되며 신맛이 더 하다. pH 값이 1 만큼 적으면 수소이온 농도가 10배 증가한 것이다. 포도주스의 pH는 3 정도이어서 순수한 물에 비하여 10,000배 이상의 수소이온이 들어 있는 것이다.

순수한 0.01 M의 산이 물 1 L에 들어가면 pH는 7에서 2까지 급속하게 떨어지지만 같은 양의 산을 사람의 혈액에 들어가면 pH는 7.3 정도로 약간만 내려간다. 사람의 혈액 pH가 급격하게 변화되면 생명이 매우 위태롭기 때문에 혈액의 산도 변화를 완충하는 여러 장치가 마련되어 있다. 따라서 알칼리성 음료수나 시디신 과일 주스를 마셨다고 혈액이 알칼리성이나 산성으로 변하지 않는다.

9.4 마시는 물이 깨끗하다는 것을 어떻게 알 수 있나?

물에 전해질이나 비전해질이 들어 있는 농도가 낮으면 낮을수록 물은 깨끗하게 된다. 물에서 전기가 전달되는 정도는 전해질의 농도에 비례하며 전기저항에 역비례하기 때문에 물에 녹아있는 전해질의 농도가 높아지면 전기저항이 낮아지고 전해질의 농도가 낮아지면 전기저항은 높아진다.

예를 들면, 물에 소금이 녹아있는 소금물은 전기저항이 낮아지고 전기가 잘 전달된다. 이러한 이치로, 물의 전기저항을 측정하여 물속의 전해질이 들어 있는 정도를 알 수 있다. 전기저항이 높으면 높을수록 순수한 물이라고 할 수 있다.

일반 가정에 급수되는 수돗물의 전기저항은 대략 10~100 Ω이며 물을 증류한 뒤에 응축시켜 얻은 증류수의 전기저항은 1,000 Ω 정도이다. 초정밀 반도체 공장에서 사용되는 순수한 물의 전기저항은 10,000,000 Ω 이다. 현재 모든 기술을 다 활용하여 얻을 수 있는 가장 순수한 물의 전기저항은 18,000,000 Ω 정도이다.

각 가정에 연결된 수돗물은 공공 기관에서 제조하여 공급되는 믿고 마실만한 물이다. 그런데 수돗물이 각 가정으로 오는 과정에서 오염이 될 수도 있어서 가정에 별도로 정수기를 설치하여 사용하는 경우가 많아졌다. 정수기는 물에 든 불순물을 물리적으로나 화학적 방법으로 분리하고 제거하는 장치이므로 정수기를 통과한 물은 더 깨끗하게 된다. 정수기를 통과하고 나온 물의 전기저항이 100 Ω 이상을 넘으면 정수가 제대로 되고 있다는 증거가 된다.

물에는 극성 화합물이 잘 녹아들어가기 때문에 이들을 정밀하게 검사하는 데는 전문적인 지식과 장비가 필요하다. 따라서 지하수를 개발하여 얻은 물이 식수로 적합

한가를 판단하려면 공인된 검사기관에 정밀검사를 의뢰하는 것이 바람직하다.

9.5 음료수에 중금속이 오염이 되면?

지하수를 개발하여 식수로 사용할 때에는 중금속 이온이 들어 있어서도 절대로 안 되기 때문에 중금속 이온이 들어 있는 지를 정밀검사를 하여야 한다. 중금속이란 수은, 카드뮴, 납, 비소와 같이 비중이 높은 금속으로 그 자체는 물에 녹지 않으나 산이나 알칼리성 용매에 녹아서 이온(ion) 형태가 되면 물에 잘 녹는다. 광산이나 중금속을 제련하는 공장에서 발생되는 폐수가 유출되는 지역은 중금속 이온이 오염될 확률이 높다.

중금속 이온은 인체의 단백질을 변성시키고 뼈 조직에 축적되어 심한 통증을 유발한다. 1930년대에 일본 구마모토현 미나마타시에 있는 화학공장에서는 수은 화합물을 촉매로 사용했다. 이 공장에서 배출된 폐수가 흘러들어 간 연안에서 잡은 생선을 먹은 사람들에서 새로운 질병인 미나마타병이 발생되었다.

이 희귀한 질병은 수은이온(Hg^{2+})이 들어 있는 폐수가 연안으로 흘러들어 갔고 오염된 바다에서 바닷고기에 수은이온이 축적된 것이다. 수은이온이 축적된 바닷고기를 먹은 사람들에게 수은이온이 들어가서 축적이 되어 참을 수 없을 정도로 몰려오는 고통에 시달리게 되었다.

9.6 물이 지구 환경에서 액체로 존재하는 이유는?

물분자는 한 분자 내에서 수소 쪽은 양(+)전하를 띠고 산소 쪽은 음(−)전하를 띠는 극성 화합물이다. 물 한 분자 내에 (−)전하를 띠는 산소원자 쪽은 다른 물 분자의 (+)전하를 띠는 수소원자 쪽과 전기적인 이끌림 현상으로 서로 결합을 한다.

이렇게 (+)전하를 띠는 수소원자가 다른 물 분자의 (−)전하를 띠는 산소원자와 결합하는 것을 수소결합이라고 한다. 물 분자 간에 일어나는 수소결합은 매우 순간적이어서 물 분자는 10^{-10}초 동안 결합을 했다가 헤어지지고 곧바로 다른 분자와 수소결합이 일어나는 것이 반복된다.

지구상에 있는 모든 물체는 그 내부에 열을 가지고 있는데 그 열은 언제나 그대로 유지되지 않는다. 한 물체에 들어 있는 열이 주변에 있는 열보다 높으면 열은 주변

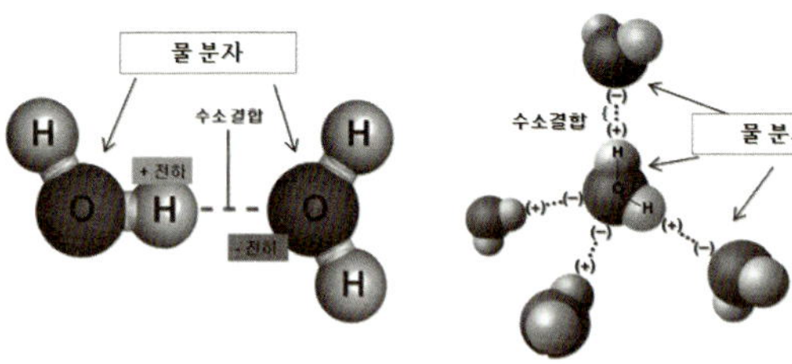

▲ 물 분 자간에 일어나는 수소결합
물 분자는 양극성 분자로 (+)전하를 수소는 다른 물 분자의 (−)전하를 띠는 산소와 결합을 하여 물 분자는 거대한 분자량을 가진 화합물과 같은 성질이 있다.

으로 방출되며 그 반대이면 열을 흡수한다. 이 같이 한 물체가 주변과 열을 주고받는 정도는 비열로 나타낸다.

물 분자 간의 수소 결합은 1 기압 4℃에서 가장 강력하고 빈번하게 일어나 물 분자는 물리적으로 가장 안정한 상태가 된다.

지구환경에서 공기에 들어 있는 주요 가스는 질소와 산소이다. 질소 분자량은 28이고 산소 분자량은 32인데 이들은 상온에서 다 기체 상태로 존재한다. 그러나 물분자는 분자량이 18인데도 지구환경에서 액체 상태로 안정적으로 존재하는 것은 물 분자 간 수소결합이 강력하게 일어나기 때문이다.

9.7 날이 더우면 몸에 땀이 나는 이유는?

물 분자는 수소결합 때문에 비열이 높아서 물이 있는 주변의 온도가 높아지면 주변에 있는 열은 물 안으로 들어와 물에 저장되는 반면에 주변 온도가 내려가면 물에 저장된 열이 주변으로 방출되어 주변 온도가 올라가게 된다.

인체에는 체온을 감지하고 조절하는 기관이 뇌에 있어 체온이 높아지면 인체에 든 열을 주변으로 내보내며 반대로 주변 온도가 체온보다 높더라도 체온은 항상 36.2℃ 정도로 유지된다. 인체에는 전 체중의 55~60% 정도로 물이 들어 있어 체온은 항상 안정적으로 유지된다.

주변의 온도가 높든가 또는 운동을 심하게 하여 인체 안에서 발생되는 열이 많으면 사람은 땀을 흘리게 된다. 땀샘이 열려 땀을 내고 땀이 증발하면서 몸 안에의 열을 흡수하여 올라가는 체온을 낮추려는 것이다.

물이 있는 주변의 온도가 올라가면 물의 온도에 따라 높아진다. 물의 온도가 높아지면 수소결합의 빈도가 떨어져 물분자간의 거리가 점점 늘어나 물의 부피가 늘어나게 된다. 대기압이 1 기압이면 100℃에서 물 분자간의 수소결합이 완전히 없어져 물 분자는 서로 결합하지 않은 자유로운 분자가 되어 기체 상태가 된다. 물이 끓어 수증기로 날아가는 현상이다.

물은 1 기압에서는 100℃에서 끓어 수증기로 날아가는데 100℃의 물이 100℃의 수증기로 변하는데 필요한 열을 기화열이라고 한다. 물이 수증기로 날아갈 때 주변에 있는 열을 기화열로 흡수하기 때문에 열을 빼앗긴 주변은 서늘하게 된다. 이를 기화 냉각효과라고 한다. 땀이 나면 부채질을 한다든지 선풍기를 트는 것은 기화냉각효과를 통하여 체온을 안정적으로 유지하려는 한 방편이다.

더운 날씨에 땀을 많이 흘리면 자연히 물을 찾아 마신다. 땀으로 배출되어 체액에 부족한 물 분자를 보충하기 위한 몸의 요구를 따른 것이다. 물 대신 냉장한 탄산음료를 마시면 더 시원하게 느껴지는 이유는 냉장된 탄산음료에 녹아 있는 탄산가스가 따듯한 위에서 다시 기화되어 나오면서 주변의 열을 흡수하기 때문이다.

9.8 물은 왜 표면에서부터 어는가?

물 주변의 온도가 내려가면 물속에 보존된 열이 주변으로 방출되면서 물 온도는 낮아진다. 물 분자 내의 온도가 내려가면 내려갈수록 물 분자 간의 수소결합이 점차적으로 느슨해지고 0℃ 이하가 되면 물 분자는 운동이 정지되어 격자형 결정체의 얼음이 어는 것이다.

물 화합물간의 수소 결합은 온도와 압력에 따라 매우 밀접한 영향을 받는다. 1 기압의 상태에서는 4℃에서 가장 빈번하게 일어나고 물 화합물간의 결합력이 가장 강력하여 비중이 가장 높게 나타난다.

비중이란 4℃에서 물 1 cm^3의 무게를 1 g으로 정하고 특정 물질의 밀도를 비교하는 값이다. 비중이 1보다 크면 물보다 무거운 것이고 1보다 작으면 물보다 가벼운 것이다.

얼음의 비중이 물보다 낮아지기 때문에 얼음은 물 위에 뜨게 마련이다. 얼음이 물위에 뜨고 점점 얼어붙어 표면부터 얼고 점점 아래로 얼어 내려가 얼음판이 두꺼워진다. 강물이 표면부터 얼어도 그 아래는 물이 있어 겨울에도 물고기들은 살 수 있다.

9.9 육각수는 정말 존재하는가?

물 분자 간에는 수소결합을 하고 있는데 물 분자 3개가 수소결합을 하여 만들어지는 모형을 평면적으로 나타내면 육각형이 된다고 추론하고 있다. 그러나 이러한 추론은 실험적으로 입증하기는 어렵다. 왜냐하면 한 물 분자는 다른 물 분자와 수소결합을 하는 시간은 약 10^{-10}초 정도로 결합했다 헤어지고 또 다른 분자와 결합했다 떨어지는 것이 입척적이고도 순간적으로 진행되기 때문이다.

물을 특별한 기구로 처리하면 육각수가 만들어지고 이렇게 만든 육각수가 몸에 좋은 영향을 주어 각종 질병을 치료하는 효과가 있다고 하여 육각수를 만드는 노력을 해 왔다. 그러나 입체적인 공간 안에 들어 있는 모든 물 분자들은 서로 결합이 일어나고 또 헤지는 것이 역동적으로 반복되고 있기 때문에 물 세 분자간의 수소결합을 하여 육가형의 결합체가 만들어진다고 가정을 해도 이 결합체가 안정적으로 유지되기는 어렵다.

육각수가 순간적으로 만들어진다고 가정하다면, 아마도 상압에서 4℃가 가장 많이 만들어질 것이다. 왜냐하면 물 분자 간의 수소결합은 1 기압 4℃에서 일어나는 빈도가 제일 높고 물 분자 간의 간격이 가장 가깝기 때문이다. 한편, 물이 얼어 내리는 눈(雪)의 모양이 육각형이고 비누 물거품이 서로 모이면 육각형이 되는 것은 흥미로운 사실이다.

9.10 물 자원을 잘 관리하여야 하는 이유는?

큰 강이 흐르고 있는 지역에는 기후가 온화하고 많은 종류의 생물이 번식한다. 그러나 강이 없고 해안에서 멀리 떨어져 있는 대륙 안쪽으로 들어갈수록 낮과 밤의 일교차가 심하게 나타나고 그 지역에서 서식하는 생명체의 개체수가 줄어든다.

물은 비열이 다른 화합물에 비하여 높아서 주변의 온도가 높으면 많은 양의 열을 받아들이고 주변의 온도가 낮아지면 자체적으로 가지고 있는 열을 주변으로 방출하여 주변 온도의 변화를 완충하며 온후한 기후가 된다. 이같이 한 지역의 물의 함량은 곧바로 해당 지역의 기후적 특성을 결정하고 따라서 그 안에 서식하는 생물의 다양성을 결정한다.

지구상에 존재하는 물의 약 97%는 소금기가 있는 해수이며 3% 정도가 소금기가 없는 민물이다. 민물의 약

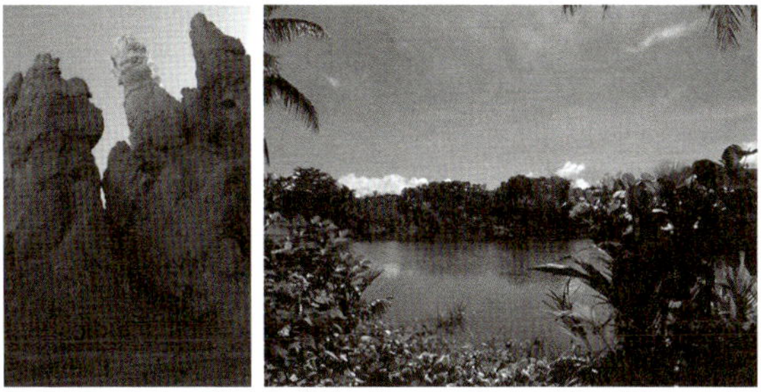

▲ (좌) 물이 없는 지역에는 생물이 살지 못한다.
(우) 호숫가는 온화한 기후가 형성되어 많은 생물들이 서식한다.

2/3 정도는 결빙된 고체상으로 특정한 지역에 체류하고 있기 때문에 생물이 직접적으로 사용하는 민물지원을 확보한는 것은 인류에게 매우 중요한 사안이다.

한 지역에 들어 있는 민물의 량에 따라 해당 지역의 생물의 다양성이 결정되기 때문에 민물 자원의 확보는 인류의 식량자원 조달에 매우 중요한 요소가 되고 있다.

우리나라는 다행히 비가 자주 내려 민물을 매년 보충할 수 있는 기후적 특성을 가지고 있다. 그러나 국토의 2/3 이상이 산악이고 평지가 적기 때문에 자연적인 호수가 적고 대신 산악지역에서 내린 물은 강으로 통하여 곧바로 바다로 들어간다. 이런 강에서는 물 흐름이 빠르고 담수능력이 적기 때문에 갈수기에는 강바닥을 들어내기도 한다.

댐을 건설하여 홍수 시에는 물을 담아 수자원을 확보하여 가뭄에 이를 활용하는 정책이 필요한 것이다. 그러나 댐이나 못에 갇혀 있는 담수는 물의 흐름이 없어 오염물질이 들어오면 부영양화현상이 일어나 전체가 썩게 되는 특성이 있다.

민물 자원을 확보하고 이를 깨끗하게 보존하는 것은 곧 우리의 삶과 생명을 지키는 바른 길이다. 우리나라는 민물 자원이 부족한 국가이므로 먹고 마실 수 있는 물 자원 보존을 위하여 모두가 다 함께 노력하여야 한다.

현재 우리의 일상생활에서 물 낭비가 심한 편이다. 돈과 물건을 허투루 쓰는 것을 '물 쓰듯 한다.'고 한다. 다행히 수돗물이 잘 공급된다고 해도 물을 허투루 써서는 안 된다. 수돗물 생산을 위한 민물을 깨끗하게 저장하고 이를 이용하여 수돗물을 생산하는 데는 많은 에너지가 들어 가기 때문이다. 물은 곧 우리와 우리 자손들의 생명과 삶을 이어가게 하는 가장 중요한 생명수이다.

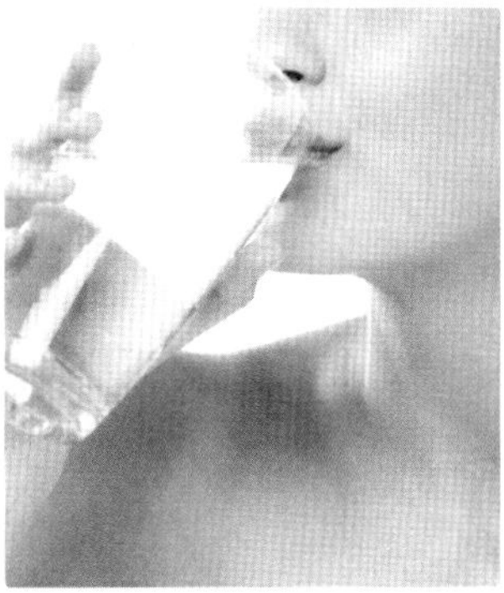

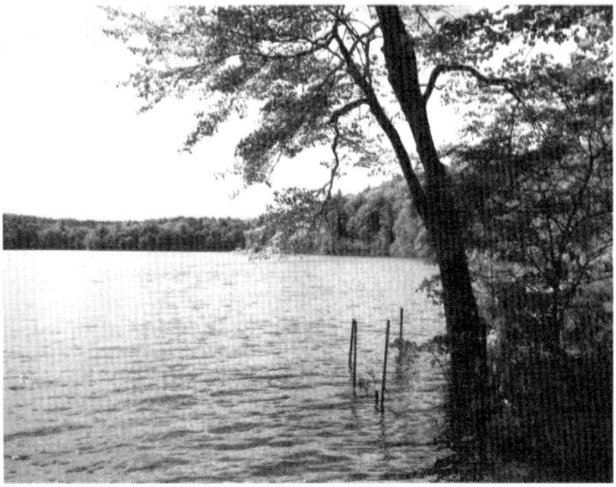

물이 있는 곳에는 많은 생물이 살고 생물이 사는 곳에는 반드시 물이 있다. 인체에서 진행되는 모든 대사는 물을 용액으로 한 수용액으로 진행이 되고 있기 때문에 물이 없으면 모든 대사가 일어나지 않아 생명이 유지되지 않는다. 물이 있어야 생명체가 살 수 있기 때문에 물을 생명수(the solvent of life)라고 한다.

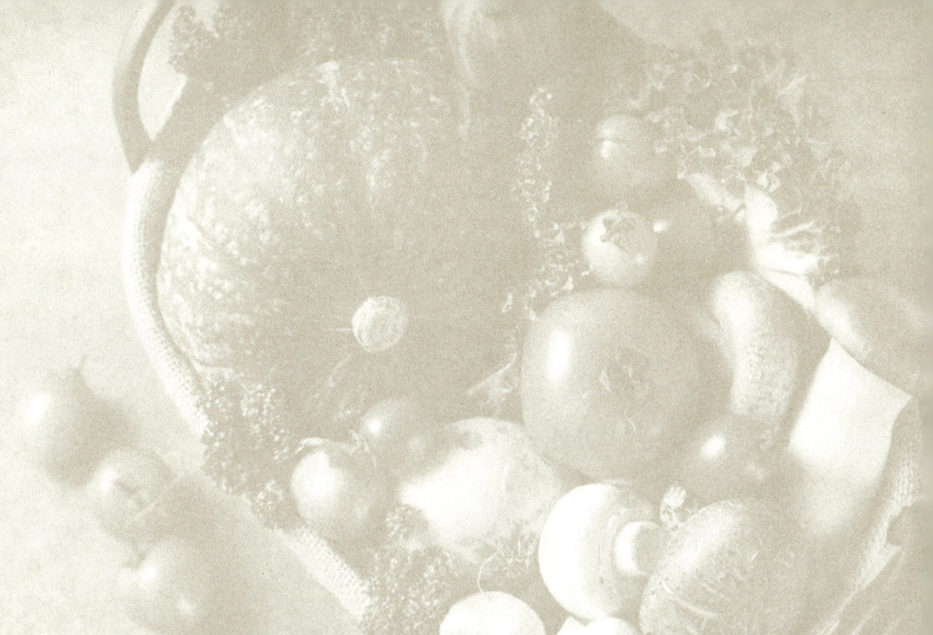

제 10 장

음식물 소화와 영양소 흡수

인체 소화기관 및 소화부수기관의 역할은?

입으로 분비되는 침의 역할은?

혀의 역할은? / 치아의 구조는?

위에서 진행되는 소화는?

사레가 들리면 어떻게 해야 하는가?

급체가 일어나면 어떻게 해야 하는가?

위산 과다분비와 위액 역류가 일어나면?

소장에서의 소화 및 흡수 기능은?

대장의 기능은?

소화된 영양소의 흡수와 저장은?

10.1 인체 소화기관 및 소화부수기관의 역할은?

인체는 약 37조(3.7×10^{13})개 이상의 세포로 되어 있다. 각 세포는 단독으로 고유한 기능을 유지하기도 하지만 같은 세포가 모여 한 조직을 형성한다. 여러 조직은 모여서 일정한 역할을 하는 기관이 된다. 여러 조직과 기관이 참여하는 소화계, 배설계, 호흡계, 골격계, 근육계, 심혈관계, 내분비계, 신경계, 림프계, 생식계, 외피계는 각기 고유한 역할을 하기 때문에 생리현상이 늘 일정하게 유지된다.

사람이 입을 통해 먹고 마신 음식물은 식도, 위, 십이지장, 소장, 대장 등으로 구성된 소화계를 통과하면서 소화되어 흡수된다. 이 과정에서 소화부수기관인 침샘, 간, 담낭, 췌장에서 각종 소화효소가 분비된다. 그리고 소화 잔여물은 직장을 거쳐 항문으로 배설되는데 음식물 섭취에서 배설까지는 보통 12시간 정도가 소요된다.

10.2 입으로 분비되는 침의 역할은?

섭취된 음식물은 입안에서 이로 잘게 씹히는 중에 침샘에서 분비되는 침과 섞이면서 음식물 소화는 시작된다. 침은 혀 아래 좌우에 세 군데씩 있는 총 6개의 침샘에서 분비되는데 성인은 일반적으로 하루에 1 L 정도의 침을 분비한다. 침은 실제로 음식을 먹기 전에 먹을 것을 상상하거나 음식에서 나오는 냄새를 맡는 순간부터 분비되어 음식을 입안에서 씹는 중에 가장 왕성하게 분비된다.

침은 점조성이 있는 액체로 입안이 상하지 않도록 보호하는 역할을 하는 한편, 씹힌 음식물이 부드럽게 식도를 통하여 위로 내려가도록 한다. 침에는 산을 중화하는 화합물이 있어 신 음식으로부터 치아가 손상되지 않게 하며 세균을 분해하는 효소인 리소자임(lysozyme)이 들어 있어 음식물과 함께 들어오는 세균을 사멸시켜 식중독을 예방한다. 침에는 전분을 가수분해하는 효소인 아밀라아제(amylase)가 있어 씹는 중에 당질이 분해된다.

10.3 혀의 역할은?

입 안의 혀는 섭취된 음식물이 침에 고루 섞이게 하는 역할을 한다. 혀의 윗부분에는 단맛, 짠맛, 신맛, 쓴맛, 매운맛 다섯 가지의 맛을 각각 감별하는 맛 봉오리가 있다. 혀는 다섯 가지 맛을 각각 감식하는 것 외에도 여러 맛이 잘 조합되어 나타나는 감칠맛을 느낀다.

음식을 요리할 때 사용하는 양념은 음식에 감칠맛이 나도록 여러 재료를 조합하여 만든 것이다. 감칠맛을 감식하는 수용체와 그 작용기작은 잘 규명되어 있지는 않았으나 아미노산과 핵산에서 유래된 화합물은 감칠맛을 더 하게 한다.

우리나라에서는 살코기, 버섯, 고사리, 다시마 등의 천연재료를 만든 천연 양념이 전통적으로 사용되고 있다. 그리고 각 지역에서 나오는 어패류로 담은 젓갈 등에는 단백질에서 분해되어 나온 아미노산과 핵산이 분해되어 나온 화합물들이 복합적으로 들어 있다.

특정한 미생물을 이용하여 발효 생산하여 순수하게 정제한 글루탐산(MSG)과 핵산에서 유래된 이노신인산염(IMP)를 화학조미료라고 한다. MSG와 IMP를 일정 비율로 혼합하면 감칠맛을 상승적으로 증가시키기기 때문에 MSG-IMP가 혼합된 화학조미료가 가정에서의 요리와 가공식품 제조에 널리 사용되고 있다.

10.4 치아의 구조는?

입안으로 들어온 음식물은 침에 고루 섞이면서 치아로 곱게 씹혀 곤죽처럼 되어 식도로 내려간다. 젖을 빨아먹는 갓난아기는 이가 없지만 나이가 들면서 이가 나와 고형의 음식물을 씹어 넘기게 된다. 치아는 난 위치에 따라 그 기능이 각각 구별되어 앞니는 주로 음식을 절단하며 어금니는 음식을 잘게 부수는 역할을 한다.

유아기에는 위 잇몸에 10개와 아래 잇몸에 10개, 총

20개의 젖니를 사용한다. 젖니는 성장하면서 빠지고 앞니, 송곳니, 어금니와 같이 모양과 기능이 서로 다른 이가 나와 평생 동안 사용한다. 흔히 말하는 사랑니는 완전하게 발육이 되지 않은 경우가 많다.

잇몸 밖으로 드러난 부분을 치관이라고 하며, 잇몸 안에 숨어 있는 치근은 치골에 박혀 있다. 치관 겉 부분을 법랑질이라고 하며 치아의 중심인 치수에는 혈관과 신경세포가 연결되어 있다.

치아 겉을 싸고 있는 반짝반짝한 부분인 법랑질은 치아의 끝부분이 가장 두꺼워서 약 2.5 mm 정도 된다. 법랑질은 인체에서 가장 딴딴한 조직으로 혈관이나 신경계가 연결되지 않아 감각이 없으며 외부의 충격으로 손상이 되면 다시 생성되어 봉합되지 않는다. 법랑질의 주성분은 결정성 칼슘인산염으로 산에 오랫동안 노출되면 부식이 된다.

법랑질은 반투명성 물질이어서 법랑질의 바로 안쪽에 있는 상아질의 색깔과 금속염의 농도는 곧바로 겉으로 나타나는 치아의 빛깔과 광채를 결정한다. 희고 반짝이며 건강하고 고운 이를 유지하려면 먼저 법랑질이 손상되지 않게 하는 한편 잇몸을 튼튼히 하여 법랑질 안 쪽인 상아질을 건강하게 유지해야 한다. 법랑질 형성에는 불소이온이 중요하게 작용한다. [제8장 11절 참조]

10.5 위에서 진행되는 소화는?

위는 식도에 연결된 소화기관으로 위벽은 탄력성이 높아서 2 L 정도의 음식물을 일시에 받아 저장할 수 있다. 위벽은 음식물이 위로 내려오기 직전에 늘어나기 시작하고 가스트린(gastrin)이라는 호르몬을 분비한다. 분비된 가스트린은 혈관을 통하여 다시 위벽을 자극하여 위액 샘에서 위액을 분비시키는데, 성인의 경우 하루에 약 3 L 정도의 위액이 분비된다.

위액 샘에서 분비되는 점액성 물질인 위액은 위에 들어온 음식물과 섞여 부드럽게 하는 한편 위벽을 도배하듯 도포하여 위산에 의하여 손상되지 않도록 한다. 음식물이 들어 온 위의 산도(pH)가 2 정도가 되면 더 이상의 가스트린이 분비되지 않으며 위액 분비가 점차적으로 줄어들게 된다.

위벽은 음식물이 들어오기 직전에 신호를 보내 가스트린 분비를 적극적으로 유도하는 **선제적 조절작용**을 하는 한편 필요한 조건이 충족되면 이를 정지시키는 **차후적 조절작용**으로 위의 기능을 적절하게 유지시킨다.

위에 들어온 음식물은 주기적으로 수축하고 이완하는 위벽의 힘으로 분쇄되고 위액에 잘 섞이게 된다. 음식물이 위에서 체류하는 시간은 2~6시간 정도이며 이 기간에 음식물은 소화가 활발히 진행된다.

단백질은 위액에 든 강한 위산에 의하여 분해되어 펩티드(peptide)가 된다. 한편, 위액샘에서 분비되는 **펩시노겐**(pepsinogen) 그 자체는 단백질을 분해하지 못하지만 위산에 의하여 **펩신**(pepsin)으로 전환되면 효소의 활성이 나타나 단백질을 분해한다.

위에 들어온 음식물이 소장으로 내려가 위가 비게 되면 위는 수축된다. 그리고 위벽에서 분비되는 호르몬 **글레인**(ghrelin)이 뇌에 있는 시장기 센터를 자극하면 시장기를 느끼고 음식을 찾아 먹게 된다. 시장기를 느낀 사람이 음식을 먹어 위에 적당량이 들어오면 식욕을 감퇴시키는 호르몬이 분비되어 더 이상 음식 섭취를 하지 않게 된다. [12장 2~4절 참조]

10.6 사레가 들리면 어떻게 해야 하는가?

입안은 식도와 기도에 연결되어 있기 때문에 입을 통하여 음식물을 먹으며 또한 숨을 쉴 수 있다. 음식물이 식도로 내려 보낼 때에는 기도를 조이는 괄약근이 수축하여 기도를 닫기 때문에 음식물이 기도로 들어가지 않게 한다.

만약 음식물이 식도가 아닌 기도로 들어가게 되면 그 찰나에 반사반응으로 기도로 들어간 이물질이 튀어나오게 된다. 이른바 사레가 들린 것이다. 사레가 들렸을 때 기침으로 튀어나올 수 없을 정도로 크고 무거운 것이 기도에 들어가게 되면 제대로 숨을 쉴 수 없는 상태가 된다.

어린아이가 크기가 큰 먹을거리를 꿀꺽 삼키면 아기의 좁은 식도로 제대로 내려가지 못한 채 식도에 남아 있어 기도를 압박하면 숨을 쉴 수 없게 된다. 사과와 포도 같은 과일이나 잘 씹히지 않는 젤라틴 성질의 과자를 먹을 때 이러한 일이 자주 일어난다.

음식을 먹을 때 누구에게나 발생할 수 있는 이러한 응급상황이 일어났을 때 주변에 있는 사람이 곧바로 올바르게 대처하지 못하면 질식하여 목숨을 잃을 수도 있다. 전 세계적으로 사레가 들려 질식사에 이른 사람이 연간 수십만 명이 된다고 하니 가볍게 넘길 일은 아니다.

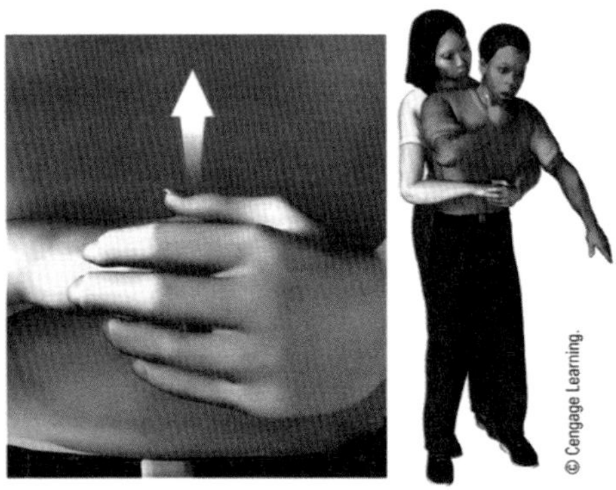

▲ 사레에 들린 사람 뒤에 서서 두 손을 포개어 잡고 명치끝에 대고 안으로 힘있게 당기면서 위로 쳐올린다. 사레에 들린 사람은 손으로 목을 살포시 잡아 곧게 세워 이물질이 밖으로 나오기 쉽게 한다. 이물질이 나오기까지 계속 반복한다. 자료: 박상규 외, 『일반인과 최초반응자를 위한 응급처치』, 라이프사이언스.

이러한 응급한 사례에 들렸을 때 사례가 들린 사람 뒤에서 갈비뼈 바로 아래 복부를 손으로 조여 주면 허파와 복부 사이에 있는 횡격막이 허파 쪽으로 올라간다. 복부를 조여 주고 풀어주는 것을 반복하면 허파에 든 공기가 기도를 통하여 입이나 코 쪽으로 나오면서 기도에 들어간 이물질이 튀어나오게 된다. 이렇게 복부를 강하게 끼어 안는 응급조치를 처음으로 제안한 의사의 이름을 기념하여 **하임리히 응급조치법**(Heimlich maneuver)이라고도 한다.

안전교육을 철저히 교육시키는 나라에서는 초등학생에게 하임리히 응급조치법을 익히게 하고 있다. 일상에서 누구에게나 예고 없이 일어날 수도 있는 이러한 응급상황에 즉각적으로 대처하는 방법을 익히고 또 즉각적으로 실시할 수 있다는 것은 귀중한 생명을 지키는 수단이 된다.

10.7 급체가 일어나면 어떻게 해야 하는가?

식도를 통해서 내려온 음식물을 받은 위는 순차적인 수축과 이완 작용으로 소화를 진행하는 것이 정상이다. 그런데 급하게 많은 양을 먹거나 비위생적인 음식물이 들어오면 위의 이완–수축 작용이 일시 정체되고 경직되는 현상이 나타난다. 이른바, **급체**한 것이다.

급체가 되면 먹은 음식물을 토하게 된다. 인체의 반사

적 작용으로 일어나는 구토는 이상한 일이 아니며 과량으로 들어온 음식물을 역으로 빼내는 신체의 응급 반응이다. 만약 위에 적체된 음식물이 아래로 내려가지도 못하고 위로 토하지도 못하여 위에 꽉 찬 상태로 지속되면 통증이 심하게 나타난다. 그리고 숨을 쉬게 하는 횡격막 작용이 정체되면 가슴 부위가 압박을 받게 된다. 심장이 압박을 받아 혈액순환에 영향을 받으면 얼굴이 창백해지고 식은땀이 나며 위의 통증은 더욱 가중되어 견디기 어려울 정도로 진행되어 혼미한 상태가 되는데 심하면 사망에 이르게 된다.

급체 상태에서는 가능한 빨리 음식물을 토해 내고 따뜻한 물을 서서히 마시면서 위를 따뜻하게 하며 주물러 주면 통증이 사라지고 증상이 진정된다. 급체 현상이 일시적이지 않고 자주 반복되면 정확한 진단과 의료적 치료를 받아야 한다.

10.8 위산 과다분비와 위액 역류가 일어나면?

위벽에서 분비되는 점액성 위액과 위산은 균형을 이루면서 분비되기 때문에 위벽이 손상되지 않는다. 그러나 사람이 신체적으로나 정신적으로 심한 스트레스를 받으면 위산이 과도하게 분비되어 위벽이 손상을 입는다. 위산이 과다하게 과다되는 증상이 나타나면 위산을 중화하는 제산제를 복용하면 완화할 수 있으나 그보다는 스트레스를 줄이고 염증을 유발하는 의약품 복용을 줄이는 것이 더 바람직하다.

한편, 식도를 통하여 내려온 음식물 덩이가 위에 가까이 도착하면 괄약근이 이완하여 열리면서 음식물 덩이를 받아 내리고 곧바로 수축하여 위에 들어온 음식물과 위액 등이 식도로 올라가지 못하게 한다.

간혹 이 괄약근의 이완과 수축 작용이 순조롭지 않으면 강한 산성인 위액이 식도로 역류하여 식도를 손상시킨다. 위액 역류 증상은 흡연과 음주가 심한 사람에서 발생하는 빈도가 높고 식사 후 곧바로 누워서 자는 경우에 발생할 수도 있다. 이러한 위액 역류 증상이 있으면 전문의 진단에 따라 적절한 약을 복용하고 생활습관을 잘 조절하면 그 증상을 완화시킬 수 있다.

10.9 소장에서의 소화 및 흡수 기능은?

소장은 먹은 음식물을 완전히 소화하고 생성된 소화산물은 흡수하기 때문에 소화계에서 가장 중요한 역할을 하는 기관이다. 소장은 성인의 경우, 25 cm 정도의 십이지장으로부터 시작하여 지름 약 2.5 cm, 길이 6 m 정도의 긴 관으로 되어 있다.

섭취된 음식물은 위에서 부분적으로 소화되고 유미죽(chyme) 상태로 십이지장으로 들어가면 알칼리성 액인 중탄산염이 분비되어 유미죽의 산도가 중성이 되어 소장으로 들어간다. 소장 벽에 있는 소화 효소샘에서 분비되는 소화효소와 소장에 부수적으로 달려 있는 췌장, 간, 쓸개에서 분비되는 소화효소와 **답즙산**의 작용으로 음식물은 완전하게 소화가 된다.

당질은 췌장에서 분비되는 효소인 **아밀라아제**(amylase)에 의하여 포도당으로 분해된다. 위에서 부분적으로 분해되어 내려온 단백질은 췌장에서 분비되는 효소인 **트립신**(trypsin)과 **카이모트립신**(chymotrypsin)의 작용으로 단백질은 펩티드가 생성되고 생성된 펩티드는 효소 **펩티다아제**(peptidase)에 의하여 아미노산으로 분해된다.

지방질은 담낭에서 분비되는 담즙산의 작용으로 먼저 작은 덩어리가 되어 물에 분산되면 췌장에서 분비되는 효소인 **리파아제**(lipase)에 의하여 지방산과 글리세롤로 각각 분해된다. 그리고 핵산을 구성하는 물질은 췌장에서 분비되는 **뉴클레아제**(nuclease)에 의하여 점차적으로 분해되어 핵산을 구성하는 염기, 오탄당, 인산염이 각각 생성된다.

소장에서 소화되어 생성된 산물은 소장 벽에 돌기되어 있는 **융모세포**를 통하여 흡수된다. 소장 벽에 형성된 융모세포의 총 겉면적은 성인의 경우는 300 m^2나 되어 테니스 코트와 맞먹을 정도로 넓어 소장에서 흡수는 신속하게 진행된다.

10.10 대장의 기능은?

먹은 음식물의 대부분은 소장에서 소화되고 흡수되지만 그 잔여물은 대장으로 들어간다. 성인의 **대장**은 지름 5 cm, 길이 1.5 m 정도로 수분을 흡수하는 역할을 한다.

대장의 융동작용으로 소화 잔해물은 점차 **직장**으로 이동하고 결국 항문을 통하여 대변으로 배설된다. 비교적 일정한 간격으로 대변을 원활하게 보는 것 그 자체가 모든 소화기관의 기능이 정상적으로 진행되는 것을 의미한다. 대변 모양이 마치 바나나와 같아서 대변을 배출한 항문이 닦아낼 것이 거의 없을 정도로 깨끗한 상태가 되면 소화와 대장 환경이 최상으로 유지된 것을 방증한다.

그런데 대장의 연동운동이 너무 느리다든지 또는 대장 내 물의 함량이 너무 낮아져 소화 잔해물들이 뭉치게 되면 대변이 수월하지 못한 변비가 된다. 소화가 잘되는 부드러운 음식만을 편식하여 섭취되는 식이섬유소의 함량이 너무 낮으면 변비의 정도는 더욱 심하게 된다.

변비를 해소하기 위해서는 우선 식이 섬유소가 많이 들어 있는 음식을 고루 섭취하여 대장 내에 서식하는 미생물의 증식을 원활하게 하고 하루에 최소한 2~3 L의 물을 마셔 수분을 공급해주는 것이 중요하다. 특히 아침 공복에 물을 마시면 변비를 예방할 수 있다. 또한 걷기 운동과 주기적인 전신운동을 하면 대장의 기능이 원활하게 진행되어 변비의 현상을 줄일 수 있다. [제11장 7~9절 참조]

대장의 초입 부분인 맹장에는 작은 손가락 모양인 충수가 달려 있다. 이 충수는 소화에 관여하는 특별한 기능이 없으나 이곳에는 백혈구가 들어 있다. 충수에는 병원균을 분해하는 백혈구가 차여 있는데도 불구하고 염증이 일단 일어나면 매우 빠르게 진행되기 때문에 신속히 외과적 수술로 염증 부위를 제거해야 한다.

10.11 소화된 영양소의 흡수와 저장은?

간장은 소장과 심장 사이에 있어서 흡수된 영양소를 저장하고 또 여러 중요한 대사를 효율적으로 진행한다. 간장은 심장을 중심으로 진행되는 순환계에 들어 있는 기관으로 영양소를 온몸으로 전달하는 중심이 된다.

소화의 최종 산물 중에 수용성 화합물인 단당류, 아미노산, 핵산의 염기 등은 흡수되어 혈관을 통하여 곧바로 간으로 전달된다. 지방질은 분해되어 생성된 지방산과 글리세롤로 흡수된 뒤에 간에서 곧바로 재결합하여 지방이 재합성된다. 재합성된 지방은 동맥혈관이 아닌 림프관을 통하여 심장과 가까운 곳에서 정맥혈관으로 들어가 지방조직으로 들어간다.

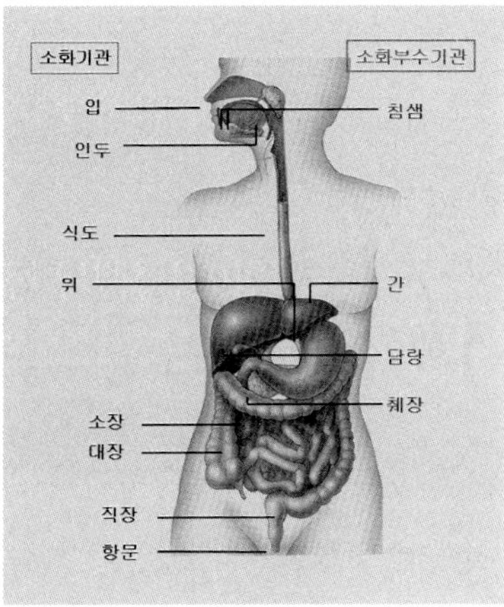

사람이 입으로 먹고 마신 음식물은 소화기관에서 소화되어 수용액 상태로 흡수된다. 간으로 전달된 영양소는 인체를 구성하는 화합물로 재합성되어 각 세포, 조직, 기관으로 전달된다. 음식물을 섭취하고 소화하여 영양소를 흡수하는 소화계는 사람의 생명을 이어가게 하는 열린 보급로이다.

제 11 장

음식물 섭취와 미생물

사람은 태어나는 순간부터 미생물과 함께 살아가게 된다?

인체에 미생물이 들어오는 경로는?

인체에서 서식하는 미생물의 역할은?

입 안은 미생물이 서식하기 좋은 환경이다?

단 음료를 마시면 입 안이 텁텁하게 되는 이유는?

강한 산성이 유지되는 위에도 미생물이 서식한다?

소장 및 대장에서 서식하는 미생물의 역할은?

프로바이오틱스와 프리바이오틱스란?

대장에서 유기산이 생성되면 왜 좋은가?

병원성 미생물이 생성하는 독소는 ?

설사와 장출혈이 생기는 이유는?

미생물에 의하여 인체에 암 발생이 유도된다?

식음료에서 대장균 군이 검출되어서는 안 되는 이유는?

저온 살균법 및 초고온 순간 살균법 이란?

먹는 물 및 주방 기구 살균법은?

11.1 사람은 태어나는 순간부터 미생물과 함께 살아가게 된다?

한 난자가 한 정자로 부터 유전체를 받아들이면 수정란이 된다. 한 개의 세포인 수정란은 성장하고 분열하면서 2 개의 세포가 되고 각 세포는 또 성장하고 분열하여 4 개의 세포로, 다음에는 8개의 세포로, 다음에는 16 개로, 점차적으로 그 수가 늘어난다.

세포는 성장과 분열이 계속되면서 각기 고유한 기능을 지니는 다양한 세포로 분화되어 38 주가 되면 약 37조 (3.7×10^{13}) 개의 세포로 된 한 아기가 세상에 태어난다.

아이가 엄마의 자궁으로부터 세상으로 나와 우는 첫 울음을 **고고(呱呱)의 성(聲)**이라고 한다. 아이가 운다는 것은 곧 숨을 스스로 숨을 쉬고 있다는 것을 알려주는 것이다. 아이가 스스로 숨을 쉬면 엄마와 아이를 있고 있는 탯줄은 자르게 된다. 탯줄이 잘려지는 순간부터 아이는 엄마의 몸에서 떨어져 독립된 한 생명체으로의 삶을 스스로 이어가게 된다.

그런데 아이가 세상에 태어나는 그 순간부터 아이는 홀로의 삶이 아니라 다른 생명체와 더불어 살아가야한다. 함께 살아가는 다른 생명체는 **미생물**이다.

미생물은 사람의 주거 환경 그 어디에나 다 있기 때문에 엄마의 자궁에서 나와 스스로 숨을 쉬며 그 첫 울음을 우는 그 순간부터 미생물은 아기의 호흡을 통하여

호흡계로 들어가게 된다. 엄마의 젖을 빠는 순간에 엄마의 젖꼭지에 붙어있는 미생물은 아이의 입 안으로 들어가 소화계에서 서식하게 된다. 이같이 사람은 태어나서 한 평생의 삶을 유지하는 동안 미생물과 함께하는 삶이 시작된다.

11.2 인체에 미생물이 들어오는 경로는?

사람은 생명을 유지하기 위하여 먹을 것을 찾아먹고 살기 좋은 곳을 선택하게 된다. 사람이 생존하기 위하여 선택하는 음식물과 주거 환경에는 언제나 미생물이 있기 때문에 사람은 미생물을 피하고는 살 수가 없다. 사람이 먹고 마시는 음식물이 미생물에 노출되어 있고 미생물의 먹이가 되는 물질이 계속하여 유입되고 있다.

사람의 몸에 들어온 미생물은 사람의 면역 기능에 의하여 대부분 제거되지만 일부는 살아 남아서 인체의 여러 기관에서 서식하게 된다. 이렇게 형성된 인체에서 서식하는 미생물을 **정상 미생물군**이라 한다. 인체에 서식하는 정상 미생물군의 99% 정도는 소화계에 속하는 여러 기관에 서식한다.

인체의 여러 부위에 형성된 정상적인 미생물군상은 오랜 기간에 걸쳐 형성된 것으로 사람은 미생물이 들어 있는 것을 별로 느끼지 않고 일상적으로 같이 살고 있다. 인체 각 기관의 고유한 역할은 각 부위에 서식하는 미생물의 역할과 뒤섞여 함께 나타나기 때문에 인체에 형성된 정상 미생물군을 인체에서 **들어나지 않은 기관**(forgotten organ)이라고도 한다.

11.3 인체에서 서식하는 미생물의 역할은?

사람이 먹는 음식이 다양해지고 활동의 범위가 넓어짐에 따라 다양한 미생물에 노출되기 마련이다. 그리고 인체에서 서식하는 미생물들의 종류가 많아지면서 사람과 미생물과의 관계성이 여러 형태로 정립된다.

인체와 인체에서 서식하는 미생물간에는 서로 영향을 주고받는 관계성이 형성되는데 이를 **인체-미생물상**이라고 한다. 오랜 시간을 거치면서 인체 각 부위에 서식하는 정상미생물군은 인체에 유익을 주는 **공생** 관계를 유지하기도 하고 또는 인체에는 별다른 영향을 주지 않는 **편리공생** 관계가 유지된다.

구강을 비롯하여 소화 장관의 표면인 점막은 외부환경으로부터 내부를 최 일선에서 보호하여야 하는 기능이 있다. 점막이 가지고 있는 방어 기능은 점막에 서식하는 미생물군에 의하여 결정된다.

최근에 와서 생명체의 유전체를 분석하는 기술이 괄목하게 발전하여 인체에서 정상적으로 서식하는 미생물의 종류와 그 역할이 분명하게 밝혀지고 있다. 현재, 인체-미생물상 연구과제 -Human Maicrobiome Project: HMP-가 전 세계적으로 활발하게 진행되고 있다.

11.4 입안은 미생물이 서식하기 좋은 환경이다?

치아의 표면은 법랑질(enamel)로 싸여 있어 맨 눈으로 보면 매끈매끈하지만 확대 현미경으로 보면 요철(凹凸)이 심하여 마치 높은 산과 깊은 계곡과 같은 형태이다. 식사로 섭취된 음식물은 자연히 이 움푹하게 파인 계곡에 차이게 마련이다.

식사를 통하여 들어오는 수많은 미생물들의 일부는 입안에서 서식하는데 입안에 들어와 사는 미생물을 구강 미생물이라고 한다. 구강 미생물은 침에 들어 있는 살균성 효소인 리소좀(lysosome)에 분해되지 않고 살아남아서 치아표면 파인 부분에 쌓여있는 음식물을 먹이로 하여 증식을 한다. 치아의 표면에 강력하게 부착하여 사는 구강 미생물은 칫솔질과 같은 웬만한 마찰에는 떨어지지 않고 그대로 치아에 남아 증식한다.

11.5 단 음료를 마시면 입 안이 텁텁하게 되는 이유는?

설탕이 들어 있는 단 음료를 마시면 입안이 텁텁하고

끈적끈적하게 된다. 음료에 들어 있던 설탕이 덱스트린으로 전환되어 잇몸 틈새와 치아 표면에 부착되었다는 증거이다.

구강 미생물은 치아에 부착된 덱스트린을 비롯한 입안에 남아 있는 탄수화물을 산소가 없는 환경에서 대사하여 젖산과 초산과 같은 유기산을 생성한다. 입안에서 생성된 유기산은 치아 표면인 법랑질을 부식시키고 구강 미생물은 부식된 치아의 틈새를 파고 들어가 살게 되면 치아는 점차로 썩어가게 된다. 프라그 또는 치석을 잘 제거하지 않으면 치아가 상하게 되는 이유이다.

치아에 부착하여 서식하는 미생물의 증식을 억제하기 위해서는 식사 후에 곧바로 양치를 하여서 치아에 남아 있는 탄수화물을 제거하는 것이 무엇보다 중요하다.

어린 아이들 치아는 법랑질의 강도가 약하기 때문에 산에 의하여 쉽게 부식되고 손상되는 정도가 심하다. 유아치가 빠지고 성인치가 나오는 기간에 아이들의 치아를 건강하게 하는 환경을 마련해 주어야 한다.

마시는 물에 들어 있는 불소는 치아 표면인 법랑질 형성에 매우 민감하게 영향을 주기 때문에 불소가 든 치약을 사용하면 치아를 건강하게 유지할 수 있다. [제 7장 미네랄 불소 참조]

11.6 강한 산성이 유지되는 위에도 미생물이 서식한다?

음식물이 위에 들어간 후에 소화가 진행되는 동안 위의 산도(pH)는 2 정도이다. 일반 쇠못이라도 녹이는 강한 산성에 의하여 단백질이 가수분해되면서 음식물과 함께 들어온 미생물은 대부분 사멸된다.

그런데 이러한 강한 산성에서 살아 증식하는 미생물이 있다. 호주 미생물학자 마샬(Barry Marshall)박사와 와렌(Robin Warren)박사는 오염된 물을 그대로 식수로 사용하는 사람들 중에 위염 환자가 많이 발생하는 사실에 주목하여 위염을 일으키는 미생물인 헬리코박터(*Helicobacter pylori*)를 분리하였다.

당시에 이 연구 결과는 학계에 곧바로 잘 수용되지 않자 Marshall 박사는 스스로 헬리코박터로 오염시킨 음식물을 먹고 마시어 자신이 위염이 발생되는 사실을 증명하는 돌출적인 행동을 하였다. 이후 이 연구 결과가 사실로 증명되자 이들은 2005년에 노벨 생리의학상을 수상하였다.

헬리코박터는 강한 산성에서 살아남은 세균으로 그 형태가 마치 나무를 뚫고 들어가는 나선형 통 송곳과 같아서 위벽 안으로 파고 들어가 서식하며 위염과 위암을 유발한다.

11.7 소장 및 대장에서 서식하는 미생물의 역할은?

소장과 대장에는 다양한 종류의 미생물이 서식하고 있는데 이를 총칭하여 장내미생물이라고 한다. 장내세균은 매우 다양하여 그 종류는 300~1,000 종 이상으로 추정하고 있다.

일상의 식사에서 당질, 단백질 및 지질과 같은 3대 영양소 섭취에 균형이 이루어지고 식이 섬유소가 충분히 들어 있는 식사를 하게 되면 장 내에서 서식하는 미생물 증식이 원활하게 일어나 장내 미생물 분포는 다양하게 유지된다.

대장에서의 미생물 분포가 건강할 때 대장의 활동과 대변이 원활하게 된다. 건강한 사람이 배설하는 미생물 균체량은 일상 대변의 건조중량의 60% 정도가 된다.

일상의 식사에서 당질과 식이 섬유질 섭취가 부족한 반면에 지방질을 과다하게 섭취하게 되면 소장에 답즙산이 과다하게 분비되며 그 잔유물이 대장으로 넘어가 대장에서 서식하는 정상 미생물의 증식을 억제한다.

당질이 부족한 상태에서 단백질원을 과도하게 섭취하면 단백질원이 대장으로 내려오게 된다. 대장에 서식하는 미생물들은 당질원이 없는 상태에서는 대장으로 내려온 단백질원을 에너지원으로 사용하며 증식하게 된다. 이때 단백질을 구성하는 아미노산에 들어 있는 아민기가 분리되어 암모니아가 생성되어 대장 내 산도는 알

카리성이 된다.

대장에서 생성된 암모니아, 유화수소 및 여러 기화성 물질은 뒤섞여 나오는 방구에서 구리고 매우 고약한 냄새가 나게 된다.

11.8 프로바이오틱스와 프리바이오틱스란?

인체와 대장에서 서식하는 대장균 군과의 관계는 공생적 또는 편리적 공생 관계를 유지하고 있다. 대장에 서식하고 있는 미생물은 비타민 B_7, 비타민 B_{12} 및 비타민 K를 대장 내에 생성하는데 생성된 비타민은 인체에 비타민 공급원이 된다. 이같이 소화 장관에 살면서 사람에게 유익한 역할을 하는 미생물을 프로바이오틱스(probiotics)라고 한다.

대장에서 서식하는 젖산균은 대표적인 프로바이오틱스로서 혐기적 상태에서는 탄수화물을 발효 대사하여 젖산을 생성한다. 대장에 유익한 젖산균이 증식하며 젖산을 생산하게 하려면 젖산균에게 먹이가 되는 당질이 공급되어야 한다. 이같이 장내에서 서식하는 유익한 미생물 증식에 도움이 되는 당질을 장내세균 먹이 탄수화물 또는 프리바이오틱스(prebiotics)라고 한다.

소화 장관에서 소화되지 않고 대장으로 넘어가는 탄수화물과 식이 섬유소 등은 장내에서 서식하는 유익한 프로바이오틱스의 증식을 원활하게 한다. 젖산균과 같은 유익한 프로바이오틱스 증식에 필요한 프리바이오틱스가 없으면 대장 안에 프로바이오틱스는 도태되고 반면에 부패를 일으키는 세균이 우점균이 된다. 이러한 상황에서는 대장의 활동이 위축되고 배변이 어렵게 되며 심하면 대장암이 발생되는 환경으로 전환된다.

11.9 대장에서 유기산이 생성되면 왜 좋은 가?

대장에 서식하는 미생물이 이용할 수 있는 프리바이오틱스가 공급되고 혐기적 상태가 유지되면 젖산을 비롯하여 아세트산, 프로피온산, 부티른산과 같은 **유기산**, 및 에탄올, 탄산가스, 메탄가스 등을 생산한다.

만약에 대장 내에서 유기산이 생성되지 않고 암모니아가 생성되면 생성된 암모니아는 대장 내벽을 통과하여 모세혈관으로 들어가게 된다. 혈액 내의 암모니아는 신장에서 대사되어 배설 되는데 과량으로 흡수된 암모니아는 신장에 독성으로 작용하여 신부전증을 야기할 수 있다.

대장에서 생성된 유기산은 약산이지만 대장 환경에 수소이온을 공급하게 되어 단백질에서 유래되는 암모니아는 암모니움이온이 된다. 암모니움이온은 (+) 전하를 띠는 화합물이기 때문에 대장 내벽을 통하여 혈관으로 흡수되지 않고 물에 잘 녹아서 대변과 함께 배설된다. 혈관으로 들어가는 암모니아의 량이 줄어들어 암모니아를 대사하여 배설하는 신장의 부담이 그만큼 줄어들게 된다.

11.10 병원성 미생물이 생성하는 독소는 ?

사람의 몸과 미생물과의 관계를 처음으로 밝힌 사람은 독일의 의사 코흐(Koch)이다. 코흐는 결핵과 콜레라를 일으키는 병원성 세균을 밝혀내면서 코흐 공리(Koch's postulation)를 정립하였다.

'질병을 앓는 사람에서는 세균이 검출되는 반면에 건강한 사람에게서는 세균이 검출되지 않는다. 따라서 질병은 세균에 의하여 발병되며 그 병원성 세균을 제거하면 질병을 치유할 수 있다.'

당시에는 이 공리는 위대한 발견이었으며 선언이었다. 그러나 의학의 발전에 따라 질병의 원인이 점차적으로 밝혀지면서 코흐의 공리는 부분적으로 수정이 되었다. 인체의 질병이 다 세균에 의해서만 발병되는 것이 아니며 인체에 들어 있는 세균이 다 질병을 야기하는 것이 아니기 때문이다.

대장 안으로 병원성을 가진 바이러스나 세균이 감염되어 창궐하게 되면 내독소및 외독소가 생성되어 대장 내벽을 손상시키며 염증을 유발한다.

내독소는 그람 음성 세균의 외막에서 유래되는 지질과 결합한 다당체이다. 그람 음성 세균을 높은 열로 일

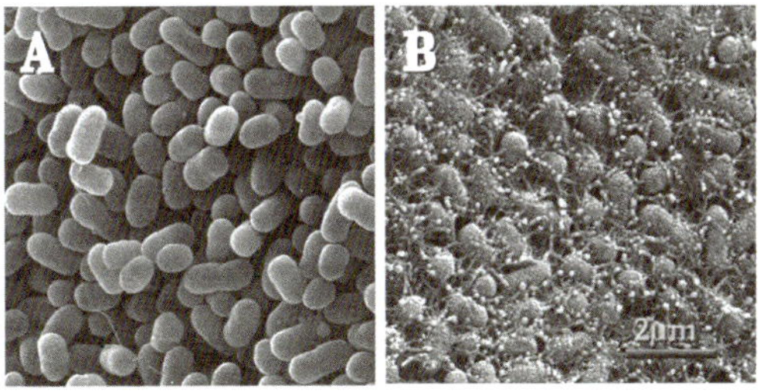

▲ 식중독으로 장내 염증과 심한 설사를 유발하는 대장균 변이주 O_{157}:H_7의 전자현미경 사진(자료: Wikipedia 자료)

정 시간 처리를 하면 세균은 죽지만 세포에서 유래되는 내독소는 그대로 남게 된다. 내독소는 열로 처리하여도 그 독성이 그대로 유지하며 소량으로 장내 염증유발하는 독소로 작용한다.

출혈성 장 염증을 유발하는 **대장균 O_{157}:H_7**은 세포외막을 구성하는 내독소에 변형이 일어난 변이주이다. 이 변이주가 대장에 감염되면 장내 염증을 유발하여 심한 설사를 하게하고 나아가 신장기능을 망가뜨리게 된다. 노인과 영아와 같이 면역력이 약하게 떨어진 사람에게는 매우 치명적인 병원균이다.

11.11 설사와 장출혈이 생기는 이유는?

외독소는 병원성 세균은 질병을 야기하는 항원성 단백질을 합성하여 세포 밖으로 분비한다. 통조림을 먹고 간혹 발생하는 식중독은 혐기성 세균이 혐기적 조건에서 생성하는 외독소인 **보툴리눔**(botulinum) 때문에 일어나는 대표적인 외독소 중독 증세이다. 외독소는 단백질이기 때문에 열로 처리하면 그 독성이 없어진다.

대장 내벽에 염증이 심하게 발생되면 대장 내벽이 물을 흡수하지 못하여 대장 내의 유동성 소화물을 그대로 대변으로 배설하는 이른바 설사를 하게 된다. 대장 내에 병독소가 있어 염증이 진행되는데도 불구하고 설사를 하지 않으면 병독소가 흡수되어 온 몸으로 퍼지게 된다. 설사는 오염된 음식물과 병독소를 체외로 배설하는 방편이 되는 것이다.

11.12 미생물에 의하여 인체에 암 발생이 유도된다?

인체에 미생물 감염에 의한 질병이 발생되면 이를 치료하기 위하여 항생제를 처방하여 복용하거나 주사로 투여한다. 항생제 투여로 질병을 야기하는 질병 미생물은 사멸되어 해당 질병은 치유되지만 소화기관에 서식하는 정상 미생물들도 같이 사멸된다.

인체에서 면역기능이 떨어지면 병원성 미생물의 활성이 비정상적으로 증가하여 점막이 가지고 있는 방어기능이 상대적으로 떨어지게 된다. 점막이 가지고 있는 고유한 방어기능이 떨어지면 곧이어 점막에 염증이 심하게 일어나고 종양세포로 전환된다. 프리바이오틱스공급이 차단되면 프로바이오틱스에 속한 미생물들의 증식이 쇠퇴하고 대신 병원성 미생물이 창궐하면 해당 기관 및 조직에 종양이 생기는 환경으로 전환되어 종양이 발생한다.

인체에서 종양발생에 관여하는 미생물은 피부, 구강, 인후를 비롯한 호흡계, 소화계 및 배뇨계의 여러 기관에 서식하면서 해당 부위를 **종양성 미세 환경**으로 만든다.

인체의 여러 부분에서 발생되는 종양은 세포 자체 또는 환경적 요인에 의하여 유전자에 변이가 일어나고 그 결과 비정상적으로 자라는 세포가 형성된다. 현재 인체에서 발생되는 종양 발생의 약 20% 정도는 미생물에 의하여 발생되는 것으로 보고되었다.

11.13 식음료에서 대장균 군이 검출되어서는 안 되는 이유는?

오염된 물과 음식물을 통하여 발생되는 병을 **수인성 전염병**이라고 한다. 인류의 역사를 보면 수인성 전염병이 창궐하여 수많은 사람이 생명을 앗아간 **대역질**이 몇 차례 반복되었다.

정상적인 상수도 시설이 미비 된 저개발국가에서는 년간 수백만 명 이상이 수인성 전염병에 감염되고 수만 명 이상이 생명을 잃고 있는 실정이다. 따라서 각국은 수인성 전염병을 일급 전염병으로 분류하여 그 방역과 예방에 총력을 집중하고 있는 것이다.

자연에서 얻는 물과 식재료에는 수 없이 많은 미생물이 들어 있게 마련이다. 그러나 실제로 마시는 물과 먹는 음식에는 대장균 군이 검출되어서는 안 된다. 앞에서 기술한 대로 대장균 군은 사람의 대장에 서식하면서 대변과 함께 계속적으로 배설되기 때문에 식음료와 식재료에서 대장균이 검출되었다는 사실은 해당 물질에 사람의 배설물이 혼입되었다는 확실한 근거가 되기 때문이다.

대장균 군은 수인성 전염병을 야기하는 다른 병원성 미생물들보다 물을 멸균하는 염소에 대한 저항성이 높다. 따라서 대장균 군이 검출되지 않을 정도로 멸균 과정을 거치면 수인성 전염병을 야기하는 미생물들은 사멸하였을 것으로 판정하는 것이다. 대장균이 검출되지 않을 정도의 위생적으로 얻은 깨끗한 물과 음식을 섭취하면 수인성 전염병의 발생이 확실하게 줄일 수 있다.

11.14 저온 살균법 및 초고온 순간 살균법 이란?

사람이 일상에서 마시고 먹는 음식은 자연에서 얻은 재료를 가공한 것으로 원재료에 들어 있는 미생물을 그대로 섭취되면 각종 질병이 일어나기 때문에 일정한 멸균과정을 거치게 된다.

예를 들면, 우유를 목장에서 착유한 다음에는 살균과정을 거쳐 일반 소비자에게 공급되는 것이다. 이중의 저온 살균법(Pasteurization)은 비교적 낮은 온도에서 일정 시간 처리하는 것으로 불란서의 루이 파스텔(Louis Pasteur)에 의하여 정립된 방법이다.

저온 살균법은 1886년부터 우유를 생산하는 농가에서 우유를 보존하기 위하여 60℃에서 20분 동안 처리하는 것을 표준 방법으로 채택하였다. 우유를 끓는 온도에서 처리하면 우유 단백질인 카제인(casein)이 응고되어 뭉치게 되기 때문에 단백질이 응고되는 현상을 줄이고 미생물의 살균효과를 최대로 얻을 수 있는 조건을 택한 것이다.

한편, 미생물 살균 정도는 처리하는 온도가 높아질수록 높아지기 때문에 열처리 시간을 줄일 수 있다. 이 원리에 착안하여 우유를 72℃에서 15초 동안 처리하는 고온 살균법과 140℃에서 4초 동안 처리하는 초고온 순간 살균법이 채택되어 사용되고 있다.

고온 살균법으로 처리한 우유는 완전한 살균이 된 것이 아니지만 저온 살균 우유보다는 살균정도가 증가되어 더 긴 기간을 보존할 수 있는 이점이 있다. 그리고 초고온 순간 살균법으로 처리한 우유는 통계적으로 완전한 살균을 하는 것으로 보존 기한을 별도로 정하지 않고 있다.

11.15 먹는 물 및 주방 기구 살균법은?

식수로 공급하는 상수도 물을 제조하는 과정에는 침

전과 여과 단계를 거치고 최종적으로 염소 화합물로 처리한다. 이 방법은 이미 18세기부터 시작하여 이제는 전 세계에서 다 사용하는 방법이 되었다. 수돗물 멸균에 주로 사용되는 염소 화합물은 **차아염소산칼슘염**으로 0.2~0.35ppm의 농도로 처리한다.

염소는 할로겐족의 원소로서 다른 화합물의 산화시키는 활성이 매우 강하여 수돗물을 멸균하는 과정에서 염소가 다른 유기화합물과 결합하여 생기는 부산물 역시 독성이 남아 있다. 염소화합물에 오래 노출되면 뇌의 활성이 저하되며 심하면 간과 폐에 암이 유발하기도 한다.

방대한 양으로 생산하는 수돗물을 멸균하는 데는 염소 화합물이 가장 경제적이고 효과적이기는 하지만 부작용이 나타나지 않도록 염소화합물의 잔류 농도를 잘 조절하여야 한다. 세계 각국은 수돗물에 잔류 염소 화합물의 농도를 매우 철저하게 관리하고 있다.

주방 기구는 화학 살균제를 쓰지 않고 끓는 물로 10분 정도 삶으면 어느 정도의 멸균효과를 얻을 수 있다. 열로 일정 시간 처리하면 미생물의 단백질이 변성이 되어 죽기 때문에 열처리 방법은 좋은 멸균 방법이라 할 수 있다. 끓는 물로 멸균할 수 없는 채소나 과일은 식용세정제를 사용하고 청정한 물로 냄새가 나지 않을 정도까지 충분히 씻어내는 것이 좋다.

사람은 태어나는 순간부터 미생물과 함께 하는 공동체의 삶이 시작된다. 사람의 몸에는 10,000 종류 이상의 미생물이 서식하며 그 세포 총 수는 370조 이상이 되어 이들 미생물의 무게는 전체중의 3% 정도가 된다. 인체에 정상미생물상이 잘 정립되어야 건강한 몸이 유지된다. 장내에 서식하는 미생물의 역할이 중요한 것으로 밝혀지면서 인체에 서식하는 미생물의 분포와 각 미생물이 인체에 미치는 영향을 연구하는 Human Microbiome Project:HMP가 전세계적으로 활발히 진행되고 있다.

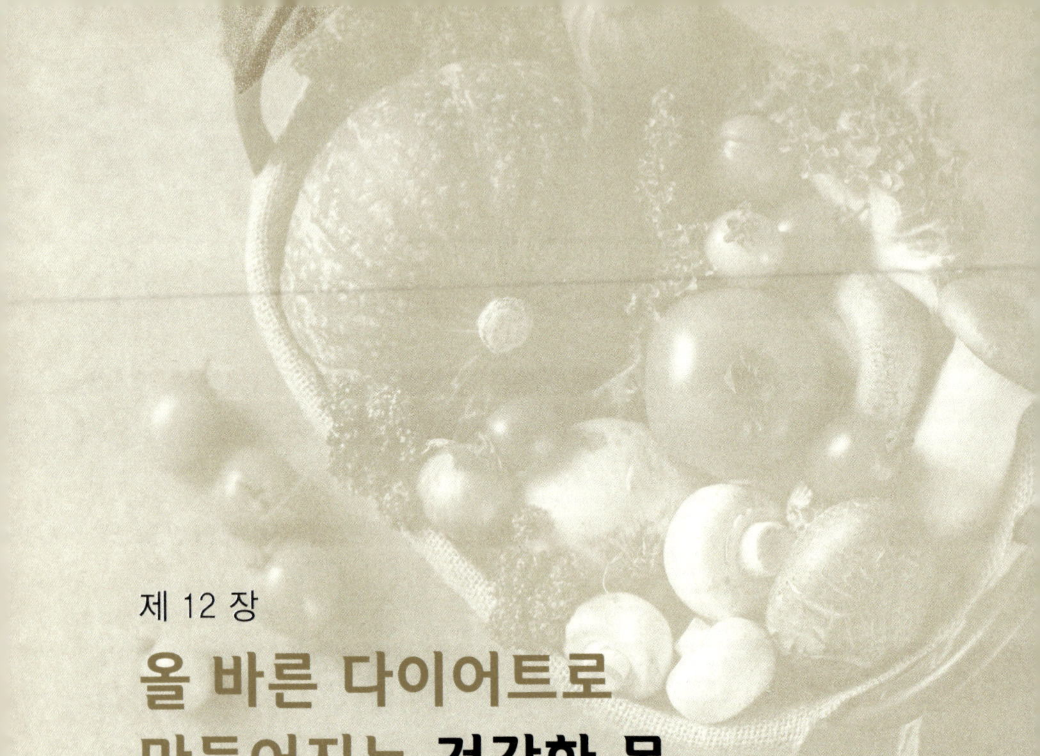

제 12 장

올 바른 다이어트로 만들어지는 건강한 몸

식사에서 섭취하는 영양소의 구성비율은?

음식을 좀 천천히 먹어야 좋은 이유는?

식사를 하면 느껴지는 포만감은 어떻게 조절되는가?

영양소와 에너지의 균형은 어떻게 유지되는가?

기호식품을 게걸스럽게 많이 먹게 되면?

거식증이 오래 지속되면?

체중 조절에 영향을 주는 식품은?

요요현상이 없이 체중을 유지하려면?

건강한 몸으로 활기차게 살고 싶으면?

올바른 다이어트란?

먹는 대로 만들어지는 사람의 몸

12.1 식사에서 섭취하는 영양소의 구성비율은?

지구 환경에 존재하는 생물들은 성장하고 번식하기 위하여 필요한 화합물이나 에너지를 나름대로의 방식으로 조달한다. 독립영양생물은 자연에 있는 무기화합물과 태양에너지를 직접 활용하여 자라고 결실을 맺는다. 그리고 종속영양생물은 다른 생명체에서 만들어진 유기화합물을 먹이로 섭취하여 생육을 한다.

종속영양생물에 속하는 사람은 다른 생명체에서 만들어진 유기화합물을 음식으로 섭취하고 섭취된 음식물은 소화기관에서 소화되어 인체 내로 흡수된다. 섭취된 영양소는 이화대사를 통하여 인체에서 필요한 에너지생산과 인체를 구성하는 단백질, 지질 및 탄수화물과 같은 고분자 화합물을 합성하는데 사용된다.

인체를 구성하고 생명을 이어가는데 필요한 영양소

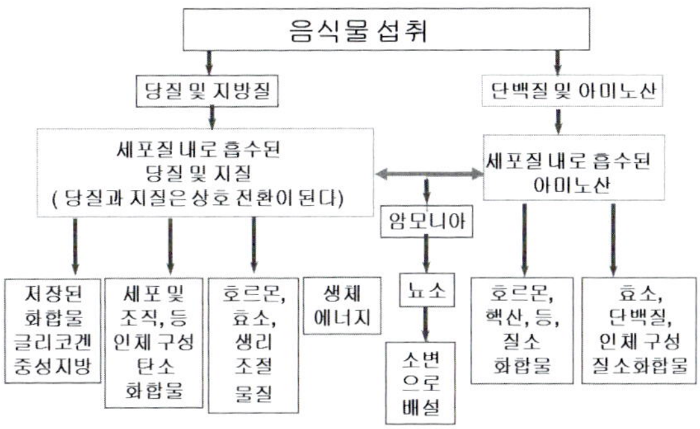

▲ 사람이 섭취하는 음식물은 영양소로 흡수되어 인체에서 필요한 곳에 전달되어 사용된다.

를 균형이 있게 섭취하는 것을 섭생(攝生) 또는 다이어트(diet)이라고 한다. 인체를 구성하는 여러 화합물을 보충하기 위하여 3대 영양소인 당질, 단백질, 지질을 비롯하여 생리적으로 필수적인 역할을 하는 비타민, 미네랄, 항산화물질 및 식이 무기영양소를 균형이 있게 섭취하여야 한다.

평소 식사에서는 인체에서 필요한 영양소의 조화로운 공급을 위하여 3대 영양소인 탄수화물이 약 50%, 단백질이 30% 지질이 20% 정도를 지켜야 한다. 다른 생명체에서 유래된 3대 영양소원을 섭취하면서 미량이지만 반드시 섭취하여야 하는 비타민, 항산화물질 및 무기영양소를 함께 섭취하게 된다.

12.2 음식을 좀 천천히 먹어야 좋은 이유는?

사람은 식사를 하면 배가 부르게 되어 먹는 것을 중단하고 식사한 뒤 얼마간의 시간이 지나면 시장기를 느끼어 음식을 다시 찾아 먹으면 배가 부르다는 포만감을 느끼는 것이 주기적으로 반복된다.

먹은 음식물이 위에서 소장으로 내려가서 위가 수축되면 이를 감지하는 신경에 의하여 그렐린(ghrelin)이라는 호르몬이 위벽에서 분비되고 이 호르몬이 혈액을 따라 뇌의 시상하부에 있는 포만감 센터를 자극하면 시장기가 들게 된다. 그렐린은 시장기를 느끼게 하는 호르몬이어서 공복 호르몬이라고도 한다.

사람이 음식물을 찾아 먹어 음식물이 위에 들어가서 위가 팽창하면 그렐린은 더 이상 분비되지 않는다. 그렐린이 분비가 중단되면 시장기는 사라지고 대신 포만감이 점차적으로 생겨 음식물을 더 이상 먹지 않게 된다. 시장기가 사라지고 포만감이 생기는 데는 최소 15분 정도의 시간이 걸린다.

우리나라에서 대 가족이 모여 살던 시대에서 어른들은 어린 아이들에게 식사하는 절차와 예의를 가르치셨다. 숟가락을 먼저 들어 국물로 입안을 촉촉하게 한 뒤에 밥을 먹을 먹게 하였으며 밥술은 조금씩 뜨고 여러 반찬을 고루 먹도록 하였다. 그리고 함께 식사를 하는 가족 중에서 가장 웃어른께서 식사를 마치시기 전에는 아이들이 밥상에서 먼저 일어나지 못하게 하였다. 어렸을 적부터 식사를 천천히 하는 습관이 들도록 한 것이다. 이러한 식사 규범은 요즘 가정에서는 찾아보기 힘들게 되었지만 대 가족 가정에서 대대로 지켜 내려온 식사의 절차와 예의는 아이들이 건강하게 자라는데 큰 도움이 된 생활의 지혜이었다.

음식물을 좀 덜 먹어 체중을 감량하려고 한다면 유동식 음식물을 먼저 조금 먹고 나서 여러 음식을 천천히 먹어 식사 시간을 15분이 넘도록 하는 것이 좋다. 허기진 상태에서 음식물을 허겁지겁 먹게 되면 포만감을 느끼지 전에 과식을 할 수도 있기 때문이다.

음식을 한 그릇에 담아 마파람에 게 눈 감추듯이 후딱 먹어치우는 편의 식품(fast food) 보다는 여러 음식을 장만하여 가족들이 모여 정다운 이야기를 나누며 천천히 먹는 느긋한 식사(slow food)는 가족을 건강하게 하는 바른 길이 될 것이다.

12.3 식사를 하면 느껴지는 포만감은 어떻게 조절되는가?

음식물이 위로 내려오면 위는 이완과 수축 작용을 하면서 위벽에서 분비된 위액과 위산과 잘 섞여 유미죽이 된다. 유미죽이 십이지장에 들어가면 호르몬인 세크레틴(secretin)과 콜레시스토키닌(CCK)이 차례로 분비된다. 이들 호르몬이 분비되면 위산 분비가 정지되고 췌장에서 중탄산을 분비되어 유미죽의 산도를 중성이 되게 한다.

중화된 유미죽이 소장으로 들어가면 소장 및 대장벽으로부터 펩티드계 호르몬인 PYY가 분비되면서 위가 수축하고 이완하는 작용이 중지되고 시장기가 완전히 사라지고 음식을 더 이상 먹지 않게 된다. 소장에서 음식 소화물이 흡수되어 혈중 포도당 농도가 올라가면 **인슐린**이 분비되어 혈당은 간이나 근육세포로 전달된다. 혈중에 인슐린이 분비되면 시장기와 식욕은 사라진다. [제 3장 6절 참조]

이와 같이, 음식물을 찾아먹고 배부르면 식사를 중단하는 것은 섭취된 음식물이 각 소화기관을 지나면서 단계적으로 분비되는 여러 호르몬에 의하여 조절된다. 이들 호르몬은 뇌의 시상하부에 들어 있는 포만감 센터를 길항적으로 자극하여 시장기와 포만감을 느끼게 하여 식사를 하게하고 식사를 중단하게 한다. 포만감 센터에서 판단하여 보내는 명령대로 각 소화기관이 반응하는 것이다.

한편, 인체에 15~25% 정도의 체지방이 채워지면 지방 조직에서 **렙틴**(leptin)이라는 호르몬을 분비하게 된다. 렙틴이 분비되면 식욕은 사라지고 지방 및 에너지가 높은 음식물 섭취를 줄이도록 신호를 보낸다. 체내에 일정한 양 이상의 에너지가 축적되고 지방이 저장되어 있으면 지방세포 자체에서 호르몬을 분비하여 더 이상 에너지원과 지방을 섭취하지 않게 하여 몸이 비만하게 되는 것을 막는다. [부록 12: 2 참조]

12.4 영양소와 에너지의 균형은 어떻게 유지되는가?

사람이 시장기와 포만감을 느끼는 것은 위에서 분비되는 식욕을 촉진하는 호르몬인 그렐린, 소장에서 분비되어 식욕을 억제하는 호르몬인 CCK, PYY, 지방세포에서 분비되는 식욕 억제 호르몬인 **렙틴**이 교차적으로 분비되어 작용하기 때문이다.

호르몬이 분비되어 때로는 식욕을 촉진하고 때로는 식욕을 억제하여 섭취하는 식사량이 부족하지도 않고 또한 넘치지도 않게 하여 인체에서 필요한 절대영양소와 에너지가 항상 일정하게 균형을 이루는 **항상성**이 유지된다.

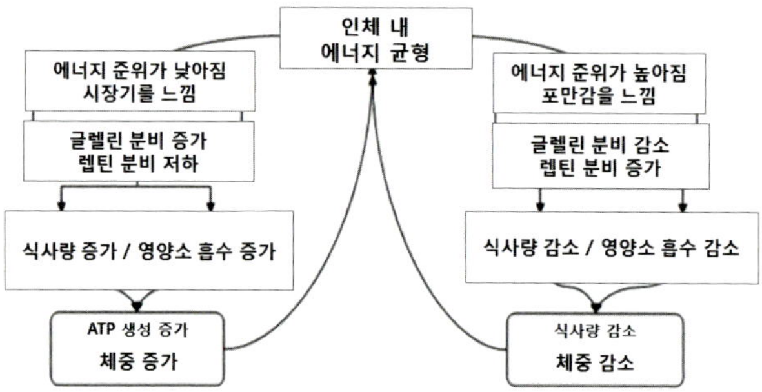

▲ 인체 내에서 에너지 균형에 따라 음식물 섭취하려는 시장기와 식욕이 생기고 반대로 음식물 섭취를 줄이도록 포만감이 생기는 것이 반복된다. 인체 내에서 에너지 균형 조절이 무너지면 체중이 늘어 비만하게 되기도 하고 반면에 체중이 감소하여 야위게 된다.

시장기와 포만감을 느끼게 하는 호르몬의 작용이 때로는 상승적으로 작용하고 때로는 길항적으로 작용을 하기 때문에 체중의 증가와 감소는 어느 특정한 호르몬의 활성을 조절하는 것만으로는 조절되지 않는다.

12.5 기호식품을 게걸스럽게 많이 먹게 되면?

사람은 선택하여 먹는 음식 맛에 점차 익숙해지면서

기호식품이 생긴다. 각 사람의 기호음식은 종교적, 사회적, 환경적, 계절적, 개인 취향 등 여러 요인에 의하여 결정된다.

특정한 찾아 음식을 먹을 때 느끼는 희열은 해당 음식에 들어 있는 특정 성분이 몸을 자극하여 생기는 생리적 반응과 시각 및 후각에 이끌려 특정한 기호 음식에 탐닉하는 현상이 나타난다. 점차적으로 스스로 자제하기가 어려워지면서 특정 음식만을 찾아 게걸스럽게 먹고 또 먹는 이른바 폭식증(bulimia)에 걸리게 된다.

폭식증은 식욕을 촉진하는 호르몬인 그렐린이 과다하게 분비되고 식욕을 억제하는 호르몬인 렙틴 분비가 혼란하게 되어 생기는 생리적인 현상과 정신적 현상이 복합하여 나타나는 일종의 병적 현상이다.

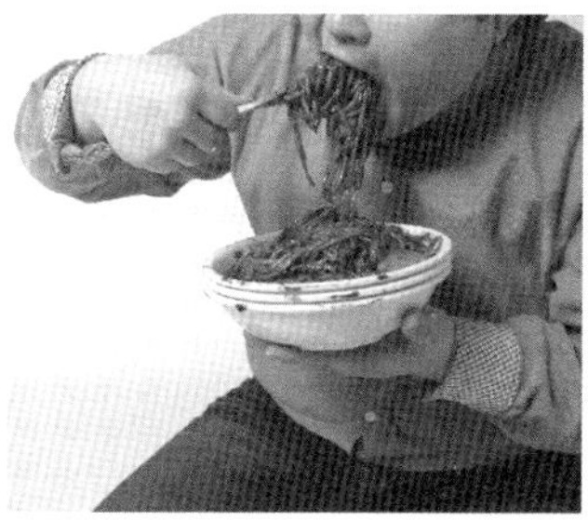

▲ 고열량음식을 폭식하게 되면 몸은 비만해진다.

학생들은 짧은 시간에 식사를 해결하기 위하여 간단히 끼니를 때울 수 있는 편의 음식을 찾게 마련이다. 그 결과 필수영양소 섭취가 부족해지고 당질과 지방질을 과다 하게 섭취하여 몸은 점차 비대해진다. 특히, 당질과 지방질을 과다하게 섭취하면 당 중독 및 지방질 중독 현상이 나타나 몸은 병적으로 비만하게 된다.

12.6 거식증이 오래 지속되면?

사람이 비만에 대한 걱정을 하면서 할 수만 있으면 식생활의 변화와 함께 '음식은 내 몸무게를 늘리는 주범이다.' 라고 생각하게 된다. 이러한 생각이 극한적으로 진행이 되면 음식을 의도적으로 기피하고 음식을 혐오의 대상으로 삼아 음식 먹기를 거부하는 이른바 거식증(anorexia)이란 정신적 질병이 나타난다.

거식증 증상이 나타난 뒤에도 계속적으로 음식 섭취를 줄인다면 당질, 단백질을 비롯하여 필수지방산과 미

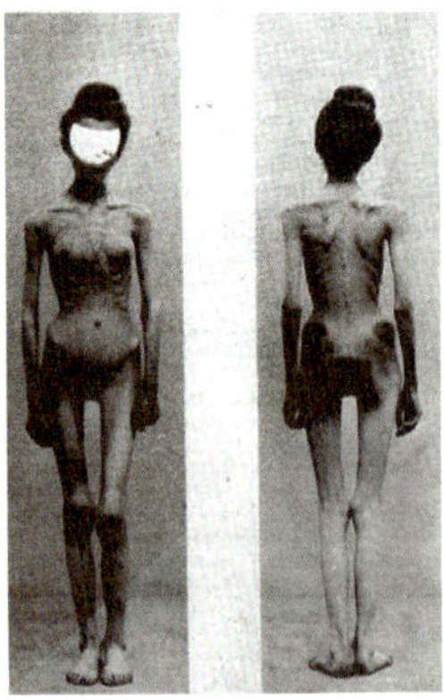

▲ **날씬한 몸매를** 유지하기 위하여 음식 섭취를 극단적으로 줄이면 건강을 **유지하기가** 어렵게 된다.

네랄의 섭취가 절대적으로 부족해진다.

당질을 인체에서 필요한 양보다 훨씬 적게 섭취하면 당질로부터 생성되는 생체에너지 양이 부족하기 때문에 인체에 저장된 지질 또는 단백질이 에너지원으로 사용된다. 그 결과 몸은 심각하게 야위어 지고 건강한 일상적인 생활을 영위하기가 어렵게 된다.

만약 음식물 섭취에서 당질과 단백질의 균형이 깨진 식사를 오래 지속되면 위장을 비롯한 소화기관의 기능이 저하되어 소화와 흡수 능력이 저하되어 탈수현상이 일어난다. 젊은 여성에서 생리주기가 불규칙해지고 나아가 생리가 아예 중단된다. 뼈에서 칼슘 성분이 빠져나와 골다공증이 되며 신경계의 마비 현상이 나타나고 극심한 경우에는 혼수에 빠지게 된다.

12.7 체중 조절에 영향을 주는 식품은?

호르몬인 **PYY**는 포만감을 느끼게 하는 작용을 하는데 비만한 사람에게는 이 호르몬이 적게 분비되어 충분한 량의 식사를 하였는데도 불구하고 계속 먹게 된다. 그런데 식사에서 당질 대신에 단백질원을 많이 먹으면 PYY 호르몬 분비가 촉진되어 시장기가 빨리 사라지고 따라서 음식을 덜 먹게 되어 체중 감소에 도움이 된다. 식사에서 완전단백질원을 늘 섭취하면 필수아미노산을 원활하게 공급하게 되어 건강에 유익할 뿐 아니라 체중이 느는 것을 예방할 수 있다.

식물체에서 얻은 단백질원의 아미노산 구성비율은 인체 구성단백질의 아미노산 구성비율과 차이가 있다. 따라서 채식주의자 같이 식물단백질원만을 섭취하게 되면 인체에서 필요로 하는 필수아미노산을 공급하기 위하여 더 많은 량의 식물성 단백질을 섭취하게 된다.

식물성 단백질원을 섭취하면 당질과 지질을 함께 섭취하게 되어 에너지의 량이 늘어나게 된다. 식물성 단백질원에는 단백질 뿐 아니라 당질과 지질이 함께 들어 있기 때문이다.

한편, 호르몬 **렙틴**은 인체에 축적된 지방세포에서 분비되어 당질이나 지질 섭취를 줄이도록 작용을 한다. 그런데 꿀의 주성분인 과당을 과다하게 섭취하면 렙틴의 저항성이 높아져 렙틴의 작용이 무디게 된다. 렙틴이 분비되어 혈중 농도가 높아졌는데도 불구하고 당질과 지질을 계속 섭취하게 되어 결과적으로 몸은 비대하게 된다. 몸에 체지방이 과도하게 축적되어 체중을 줄이려는 사람들이 유념할 사항이다.

12.8 요요현상이 없이 체중을 유지하려면?

식사량을 줄여 체중을 조절하는 경우에 일정 기간은 의지대로 정한 양만을 섭취하여 식사량을 조절할 수 있다. 그러나 어느 일정한 정도를 넘어서면 반대로 먹을 것을 찾아 푸짐하게 먹게 되어 체중 감량에 실패하는 경우가 생긴다.

체중이 너무 빠졌다가 다시 늘어나는 이른바, 요요현상이 생기게 된다. 이러한 증세는 인체 내에 에너지원와 절대영양소가 부족하여 이를 채우려는 자연스러운 반응이다. 체중을 줄이려는 의지에 따라 식사량을 줄이면 점차 체지방이 빠져 체중이 줄어들게 된다. 체지방 함량이 적정한 수준 이하로 낮아지면 렙틴 분비가 중단되는데 렙틴의 농도가 낮아지면 기름진 음식을 찾아 먹게 된다. 건강을 유지하는데 필요한 인체의 체지방이 수준 이하로 내려가면 지방을 더 섭취하도록 하는 것이다.

체중을 감량하는 중에 체지방이 생명을 유지하는데 필요한 필수체지방이 15% 이하로 내려가면 체지방을 채우려는 신체적인 욕구에 따라 지방질원을 찾아서 섭취하게 된다.

건강을 유지하기 위한 최소한의 지방은 항상 축적되어 있어야만 외부 충격을 완충적으로 작용하여 중요한 장기를 보호할 수 있고 여성의 생리와 기타 중요한 생명현상을 유지할 수 있다. 과도한 비만을 피해야 비만에서 유발되는 질병을 줄일 수 있지만 과도한 체중 감량은 생명을 갑자기 잃을 수도 있어 더욱 조심하여야 한다.

요요현상을 겪지 않고 체중을 안정적으로 감량하려면 식이 섬유소가 많이 들어 있는 당질과 완전단백질원을 선택하여 천천히 먹는 것이 좋다. 열량이 적고 소화가 느린 식재료를 선택하여 조금씩 자주 먹으면 체중을 성공적으로 줄일 수 있다. 그리고 비타민 B_1을 복용하면 섭취된 당질이 에너지원으로 사용되는 비율이 증가되고 체지방 합성에 사용되는 비율이 줄게 된다. ATP 생성이 늘어 체력이 좋아지면서 체중이 서서히 줄어든 효과를 얻을 수 있다. [제6장 3절 참조]

체중을 과도하게 줄여 생명을 유지하는데 절대적으로 필요한 필수체지방량이 15% 이하로 줄이는 것은 생명을 담보로 하는 위험한 처신이다 따라서 체중감량은 조급하게 서둘러서 하는 것보다는 인체에서 필수적인 영양소의 공급에 균형을 유지하면서 서서히 줄이는 것이 좋다.

12.9 건강한 몸으로 활기차게 살고 싶으면?

몸에 근육질을 찾아보기 어려운 비만인 사람은 행동이 둔하고 피곤하다는 푸념을 자주 한다. 반면에 몸이 비만하지 않고 근육이 확실하게 드러나는 사람은 늘 활기차 보이고 민첩한 행동을 하면서도 피로하다는 말을 잘 하지 않는다. '몸이 피곤을 느낀다는 것'은 몸에 에너지 공급이 원활하지 않다는 것이며 활기가 넘치는 것은 필요한 생체에너지(ATP)가 잘 생성되는 결과이다.

인체에서 ATP 생산 부위는 간세포와 근육세포이다. 몸에 근육 조직이 퇴화되고 대신에 지방세포에 지방이

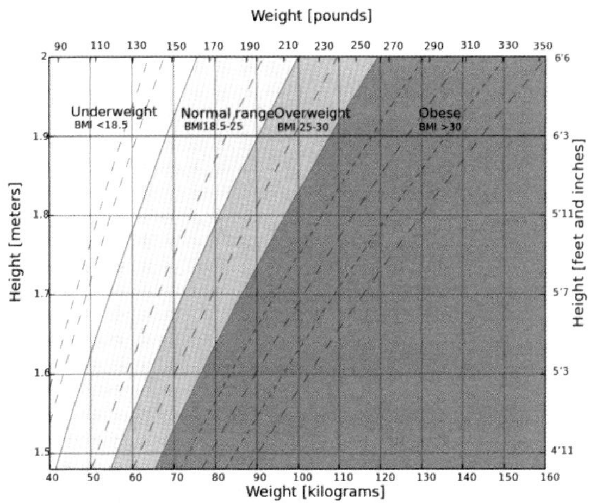

▲ 체 질량 지수: Body Mass Index: BMI

가득 차게 되면 ATP 생성이 부족하게 된다. 신체적 단련을 통하여 근육조직량이 늘어나면 늘어날수록 더 많은 양의 글리코겐을 저장하는 공간도 늘어난다.

꾸준한 운동으로 기초대사율을 항진시키면 ATP가 필요할 때 충분하게 ATP를 공급할 수 있게 된다. 몸에 근육량을 늘리고 지방조직을 줄여서 비만하지 않게 하는 것이 좋은 이유이다. 따라서 신장과 체중과의 관계로 계산되는 체질량 지수(BMI)를 참고하여 비만의 정도를 스스로 가늠할 필요가 있다.

비만으로 분류가 되면 당질과 지질이 많이 들어 있는 식품을 줄이고 적절한 운동을 하여 정상적인 체질량 지수를 유지하는 것이 무엇보다 중요하다.

12.10 올바른 다이어트란?

먹고 사는 것이 그리 넉넉하지 않았던 시대에는 잘 먹는 것이 소원이었고 남녀를 불문하고 풍성한 몸매는 선망의 대상이 되었다. 그러나 먹는 문제의 어려움이 덜해진 이제는 풍성함이 지나쳐 비만한 사람은 몸 관리가 부족한 사람으로 여겨지는 시대가 되었다. 특히 대중적으로 몸매가 표출되는 직업에 종사하는 경우에는 날씬한 체형을 유지하기 위하여 온갖 신경을 쓰고 있다.

최근에는 체중 조절 하는 것을 '**다이어트(diet)한다**' 고 한다. 'Diet'라는 단어는 고전 희랍어에 그 근원을 두고 있는데 그 뜻은 '하루를 살아가는 방법' 또는 '일상의 일감'이라는 뜻이다. 중세에 와서 의회에서 매일 논의할 사안을 배정하는 것을 'diet'라고 하였는데 아예 의회를 칭하게 되었다. 의회에서 논의할 안건을 편중되지 않고 균등하게 배정하여 논의하는 것을 원칙을 삼았기 때문이다.

따라서 다이어트(diet)란 **일일 섭취 권장량**에 따라 여러 음식을 고루 먹어 필요한 영양소를 균형이 있게 섭취하는 뜻이다. 인체를 구성하는 원자들은 그 구성비율이 높든 낮든 모두 다 인체에 필수적으로 필요한 것이기 때문에 각 원자들이 들어 있는 음식을 부족하지도 않고 넘치지도 않게 꾸준히 섭취하여야 한다.

자신의 생리적 상황이나 활동량 등을 고려하지 않고

날씬한 몸매를 유지하기 위하여 노력하는 사람이 많아졌다. 이들은 먹는 양 그 자체에 신경을 곤두세워 음식을 의도적으로 선택하고 적게 먹으면서 '다이어트 한다.' 고 한다. 다이어트는 몸무게를 줄이는 의미로 잘못 사용하는 것이다.

다이어트를 제대로 한 결과로 건강하고 보기에도 좋은 몸매가 유지되는 것이지 오직 보기 좋은 몸매를 만들기 위하여 음식 섭취 자체를 제한하는 것은 다이어트가 아니다. 일상의 식사에서 여러 음식을 고루 먹는 올바른 다이어트를 하면 몸이 건강하게 유지되고 동시에 비만하지 않은 몸매를 유지 할 수 있다.

자연에서 비료나 농약을 전혀 사용하지 않고 오직 천연 유기질 퇴비만을 써서 키운 식재료를 흔히 오가닉스(organics)라고 한다. 청정한 오가닉스 식재료를 고루 선택하여 있는 그대로(raw)를 먹는 것이 좋다고 하여 로가닉스(rawganics)이라는 신조어가 생겨났다. 로가닉스에 해당하는 식재료로 만든 음식을 좀 천천히 먹는 것이 더 바람직한 다이어트 방법이다.

12.11 먹는 대로 만들어지는 사람의 몸

– 더 건강한 몸으로 더 나은 삶을 이어가는 길 –

사람은 식당을 선택할 때나 메뉴판을 펴놓고 음식을 고를 때 먹고 싶은 대로 주문하여 먹는 습관이 있다. 맛

있는 음식을 찾아 먹는 그 자체가 삶의 즐거움의 하나이다. 그러나 맛이 있고 먹기에 편한 음식만을 늘 먹으면 필수영양소 섭취에 불균형이 일어나게 된다.

먹고 싶은 대로 먹어라(Eat whatever you want). 먹고 싶은 몸의 요구에 따라 자연스럽게 먹는 것이 좋다. 그러나 같은 음식만을 늘 편식하면 인체에서 필요한 영양소 섭취에 불균형이 일어나 몸의 건강을 지킬 수가 없다. "지금 나의 몸 나의 삶은 내가 무엇을 먹었는지에 달려 있다. (You are what you eat)."

생리적 특성과 일상 생활에 필요한 영양소를 필요한 만큼 섭취하여야 건강한 삶을 유지할 수 있다. 건강한 성인의 경우 하루 식사량의 50%는 당질원을, 30%는 단백질원을, 20%는 지질원을 섭취하여야 한다.

아무리 좋은 음식이라도 지나칠 정도로 많이 먹으면 섭생이 아니라 오히려 해가 될 위험이 있다. 식사에서 여러 음식을 고루 먹는 것이 좋다. 건강한 다이어트(diet)이다.

운동하지 않는 저체중보다 운동하는 과체중이 더 낫다고는 한다. 건강한 다이어트와 적절한 운동을 겸하면 과체중이 되지 않고 건강한 최상의 삶이 보장된다.

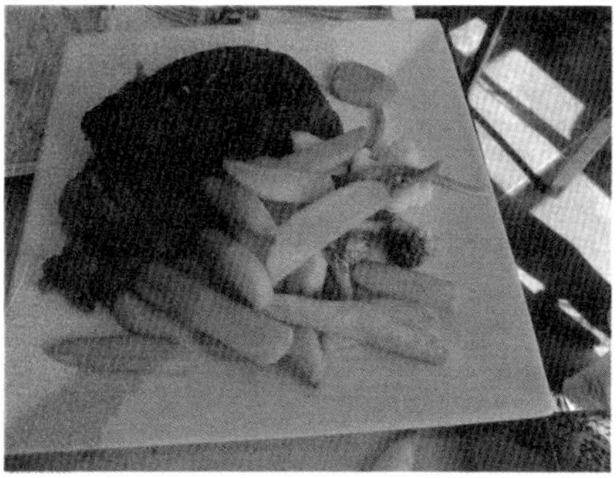

사람이 섭취하는 영양소와 에너지의 균형이 잘 지켜지면 몸은 건강하게 유지된다. 몸 안에 영양소와 에너지가 넘치면 체중이 늘어나 비만하게 되는 반면에 부족하면 몸은 야위어가고 활력을 잃게 된다. 건강한 성인의 경우 하루에 먹는 식사 총량의 50%는 당질원, 30%는 단백질원, 20%는 지질원이 되어야 한다. 이들 3 대 영양소를 공급하는 음식을 통하여 다른 영양소들은 자연히 공급된다. 음식의 총량은 활동량에 따라 조절되어도 그 구성비는 꼭 지키는 것이 좋다. 영양소를 잘 섭생(diet)하여야만 건강한 몸과 더 나은 삶을 유지할 수 있다.

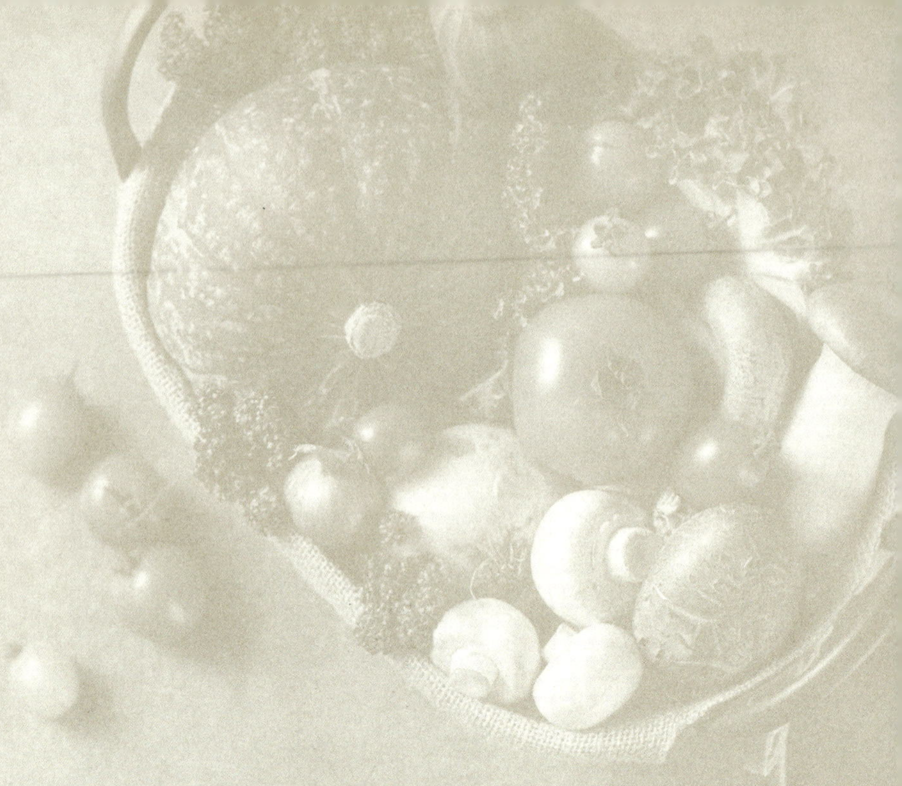

제 13 장 결 론

에너지 흐름과 물질 순환에 순응하며 함께 사는 사람

생명체를 만드는 물질과 사용되는 에너지는

창조되지도 않고 또한 소멸되지도 않는다.

지구 환경에서 함께 사는 사람

13.1 인체를 만드는 물질과 사용되는 에너지는 창조되지 않고 또한 소멸되지도 않는다.

독립영양생물인 식물은 태양에서 오는 에너지와 땅에서 올라온 물과 물질(무기화합물)을 이용하여 스스로 자라고 결실을 맺는다. 식물체에서 만들어진 물질(유기화합물)은 사람을 비롯한 수많은 종속영양생물체의 먹이가 되어 이들이 생육하며 삶을 이어가는데 필요한 물질(영양소)로 사용된다.

지구 환경에 생명체가 구현(具顯)되고 그 삶을 이어가는 그 중심에는 항상 물이 있다. 물이 없으면 태양 에너지를 받아 저장할 수 없으며 생명체 내에서 진행되는 모든 대사가 원천적으로 중단된다. 그래서 물은 생명수가 된다.

생명체가 그 삶이 이어갈 때에는 화합물이 합성되고 대사되는 반응이 역동적으로 유지되지만 각 생명체가 그 삶이 끝나면 생명체에 든 화합물은 분해되어 다시 자연환경으로 환원이 된다.

사람의 몸이 만들어지는 것은 지구 환경에서 물질 순환의 큰 틀 안에서 진행된다. 생명체에서의 합성과 대사에 사용된 원료의 총 질량과 생산된 산물의 총 질량은 항상 같은 질량 보존 법칙이 유지된다.

지구상에 있는 모든 생물체에서 사용되는 에너지는 각 생명체가 스스로 만들어 사용하는 것이 아니다. 태양에서 오는 에너지가 생명체에서 사용되는 에너지로 전환되어 이를 사용하는 것이다. **에너지 보존 법칙**에 따라 태양에서 오는 에너지가 소멸되지 않고 식물체에 담아 생명체에서 생명체로 이어 전달되기 때문에 사람은 살아가는 **힘**을 얻어 그 삶을 이어간다.

하늘(**天**)에서 내려오는 에너지로 땅(**地**)에 있는 물질이 변화(**化**)되면서 생명체가 나서 자란다(**育**). 이 네 한자(漢字)를 모으면 **天地化育(천지화육)**이 된다. **天地化育**의 과정에서 **에너지 흐름**과 **물질 순환**이 순리(順理)적으로 진행되어야 지구상에 있는 모든 생명체의 **삶**(life & vital)이 영속하게 되고 그 안에 사람의 삶이 존재한다.

13.2 지구 환경에서 함께 사는 사람

생명체가 사는 토양, 대기, 수계를 포괄적으로 **생명계**라고 한다. 일정한 환경 또는 지역에 속한 생물체들은 서로 영향을 주고받으며 함께 살아가는데 이러한 생명체의 관계를 포괄적으로 **생물상**(生物相)이라고 한다. 한 생물상에 속한 각 생명체는 각기 고유한 **생태적 역할**이 있고 **생태적 지위**가 있어 다양한 경로로 서로 영향을 주고받게 된다.

각 생명체는 나름대로의 생태적 지위와 역할로 엮여지는 관계성에 근거하여 생존과 번식을 이어간다. 한 생물상 안에 형성된 관계성에 벗어나 독자적으로 살아가는 생명체는 없다.

사람은 다른 생명체에서 만들어진 유기화합물을 먹어야 살 수 있다. 촘촘하게 짜여 진 먹이 사슬의 한 고리로 사람은 태어나 자라고 그 삶을 유지하며 생육을 이어 간다. 사람은 먹힘이 없이 먹음에 대하여 절대적인 권리를 누리고 있으며 먹음으로 오는 행복을 추구하고 있다. 사람이 먹을 수 있는 권리만을 누리며 먹기에 편한 것만을 골라 먹으면 몸은 바로 세워지지 않는다.

사람의 몸에 필요한 에너지와 영양소를 넘치지도 않고 부족하지도 않게 공급하여야 한다. 필요와 공급이 균형을 이루는 섭생(diet)을 하여야 비로소 건강한 몸으로 더 나은 삶을 이룰 수 있다.

몸의 건강 상태는 곧 삶의 본질을 결정하는 가장 중요한 요소이다. 하늘(天)의 은총과 땅(地)의 나눔으로 만들어지는 몸으로 한 평생을 사는 사람(人)이 스스로 늘 힘써 하여야 할(自誠) 일이다.

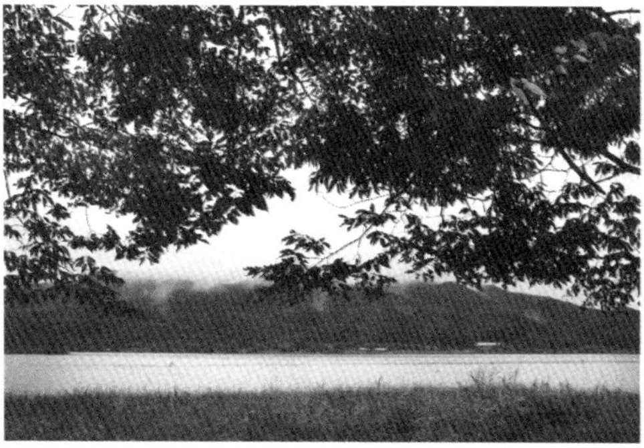

지구 환경에 구현되는 생명체는 스스로 만들어지지 않으며 또한 생명체를 만든 물질은 소멸되지도 않는다. 다만, 천지화육(天地化育)의 과정으로 에너지가 전달되고 물질이 변화되면서 각 생명체가 만들어지고 번식하고 그 삶이 끝나면 자연으로 환원된다. 각 생명체는 생태계에서 고유한 지위가 있고 역할이 있어 서로 긴밀하게 영향을 주고받는다. 사람의 본성은 사람이 사는 생태계에서의 고유한 지위와 역할에 부합하는 삶이 되도록 스스로 힘쓰는 것이다.

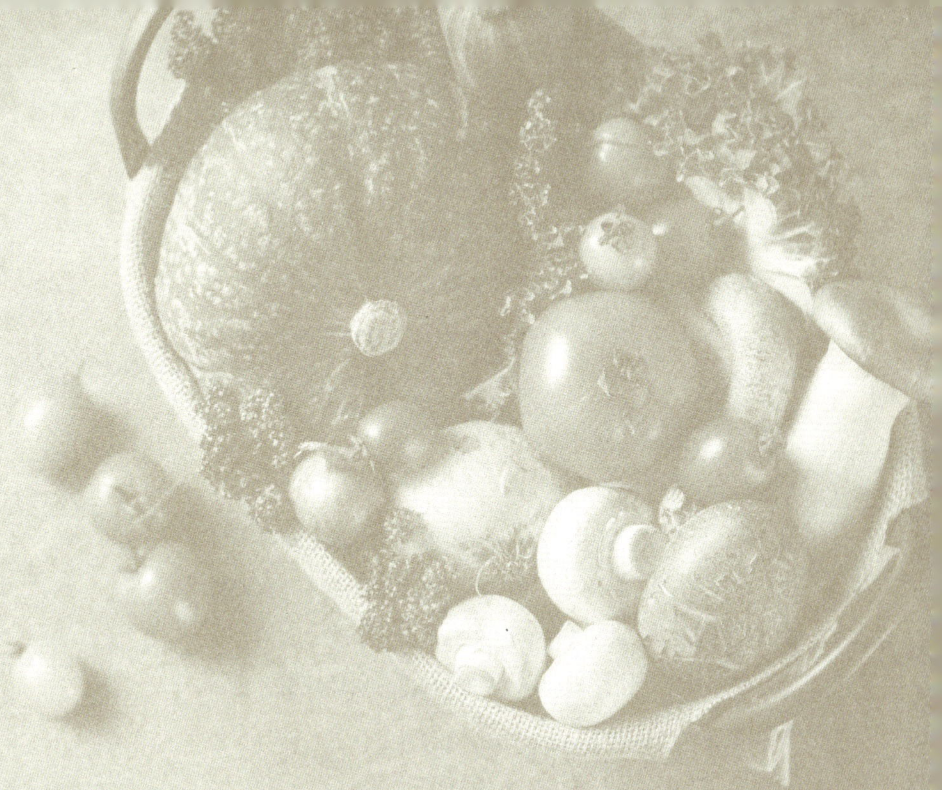

부 록

부록 2.1: 열역학에서 사용되는 어휘

반응계는 일이 진행되는데 필요한 물질과 에너지의 이동의 특성에 따라 열린 반응계, 닫힌 반응계 및 고립반응계로 구분한다. 반응계가 경계로 싸여 있지 않아 주변과 구별이 되는 않을 경우 이를 자연이라고 한다.

열린 반응계(open system)는 물질과 에너지가 주변에서 경계를 넘어 반응계로 들어가고 또 반응계에서 경계를 통하여 주변으로 나오는 것이 자유로운 특성을 가진다. 예를 들면, 커피포트의 뚜껑을 열고 물을 붓고 전기를 꽂으면 물이 점차 덥혀지고 끓으면서 수증기가 밖으로 나오게 된다. 반응에 필요한 물과 에너지가 반응계로 들어가고 반응 후에 생성된 산물인 수증기가 반응계 밖 주변으로 자유롭게 나오게 된다.

닫힌 반응계(closed system)는 반응계에 반응이 시작된 이후에 물질의 입 · 출입은 차단되어 있지만 에너지는 자유롭게 전달되는 상태가 유지되는 것을 말한다. 예를 들면 한편, 커피포트에 일정한 량의 물을 넣고 외부로 연결된 모든 출입 공간을 완벽하게 차단하고 전기를 꽂으면 물의 온도가 높아지고 포트 안의 온도는 점점 달아올라가겠지만 그 안에 든 물의 총량을 변하지 않는다.

고립반응계(isolated system)는 반응계와 주변계 상호간 물질과 에너지의 소통이 없는 것을 말한다. 예를 들면 커피포트에 물을 붓고 외부로 연결된 모든 공간을 완벽하게 막아 물질의 입 · 출입을 완벽하게 차단하고 안과 밖 사이에 에너지(열) 전달도 완벽하게 차단하면 포트 안에 물의 상태와 량은 전혀 변화가 없이 늘 일정하게 유지된다. 그리고 에너지와 총량은 항상 보존된다. 고립반응계는 실제로 그리 흔하게 존재하지 않는다.

자연(nature)이란 지구 전체의 환경 및 우주와 같이, 어느 곳이 반응계이고 어느 곳이 주변인지를 구분하는 경계가 전혀 없는 광대한 환경을 말한다.

부록 2.2: 에너지의 량을 어떻게 측정하는가?

일정한 공간이 형성되어 있는 반응계에서 일정한 시간 내에 사용되는 에너지 량은 **와트**(watt)로 나타내는데 1 와트는 1초에 1 줄의 에너지가 사용되는 것을 말한다. 가령, 전기사용량을 1 **와트-시**(watt-hour)는 1시간 동안 총 3,600 줄의 에너지를 사용한 것을 의미한다.

한편, 특별한 경계를 지을 수 없는 광대한 환경인 **자연**(nature)에서는 에너지의 량을 측정할 수 없다. 해당 지역의 공간을 가늠할 수 없기 때문에 에너지의 증가나 감소되는 량을 실질적으로 측정할 수 없는 것이다. 다만, **온도**를 측정하여 에너지의 량이 변화된 정도를 가늠할 수는 있는 것이다.

온도를 측정하여 해당 물체 또는 자연환경에 들어 있는 에너지의 량이 많고 적음을 상대적으로 비교할 수 있다. 예를 들면, 50℃ 물에는 10℃ 물보다 더 많은 에너지가 들어 있다고 비교할 수 있지만 그 안에 들어 있는 에너지 총량을 계량적으로 나타낸 것은 아니다.

온도를 나타내는 데 주로 사용하는 **섭씨온도**(℃)는 1기압에서 물이 어는점을 0℃로 하고 끓는점은 100℃로 하여 그 사이를 비례하여 등분한 것이다. 일정한 지역의 온도가 올라가면 해당 지역에 총 에너지가 증가되었다는 것을 의미한다.

부록 2.3: 열역학 제 1 법칙

자연에서, 높은 곳에 있는 물은 낮은 곳으로 자연스럽게 흘러 내려가지만 낮은 곳에 있는 물은 높은 곳으로 올라가지 않는다. 높은 곳에 있는 물이 낮은 곳에 있는 물보다 더 많은 에너지를 가지고 있는데 이같이 물체가 있는 위치에 따라 결정되는 에너지를 **위치에너지**(potential energy)라고 한다. 높은 곳에 있는 물은 낮은 곳에 있는 물보다 위치에너지의 량이 많은 것이다.

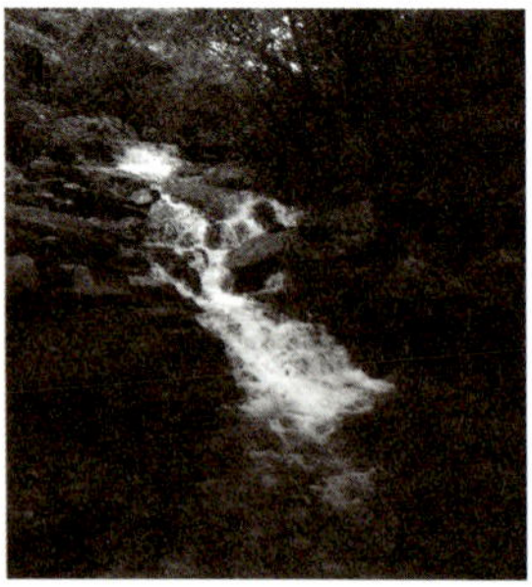

▲ 높은 곳에 있는 물이 낮은 곳으로 자연스럽게 흘러내려가는 것은 높은 곳에 있는 물이 가지고 있는 위치에너지가 운동에너지로 전환되면서 일어나는 현상이다.

한편, 물이 흘러가게 하는 힘을 **운동에너지**(kinetic energy)라고 하는데 높은 곳에 있는 물이 가지고 있는 위치에너지와 낮은 곳에 있는 물이 가지고 있는 위치에너지와의 차이가 운동에너지로 전환된 것이다. 수평을 이룬 물이 더 이상 흐르지 않는 것은 위치에너지의 차이가 없기 때문에 더 이상의 물을 흐르게 하는 운동에너지가 없기 때문이다.

높이 건설된 댐 안에 갇혀 있는 물을 아주 낮은 곳으로 떨어지게 하면서 전기를 생산하는 **수력발전소**에서는 물이 가지고 있는 위치에너지를 또 다른 형태의 위치에너지인 **전기에너지**로 전환하는 것이다. 커피를 타 먹기 위하여 더운 물이 필요할 때 커피포트에 물을 담아 놓는다고 그 물이 스스로 끓지 않지만 전기를 연결해 주면 이내 끓게 된다. 전기에 들어 있는 위치에너지가 열로 전환되고 그 열이 물로 전달되어 물이 끓는 것이다. 이 과정에서 사용된 에너지는 소멸되는 것이 아니고 열로 전환되어 물 안으로 전달된 것이다.

실체적으로 존재하는 화합물은 원자들이 화학결합을 하여 만들어진 것으로 원자들이 결합하는 과정에는 일정한 량의 에너지가 에너지로 들어간다. 각 화합물이 가지고 있는 **화학에너지**(chemical energy)는 위치에너지의 한 형태이다. 화력발전소에서는 화석 연료에 들어 있는 화학에너지를 위치에너지의 또 다른 형태인 전기에너지로 전환하는 것이다.

자동차가 달리는 데 필요한 운동에너지는 연료에 들어 있는 화학에너지에서 전환되는 것이다. 전기를 사용하는 전동기에서 필요한 운동에너지는 전기에너지에서 전환되는 것이다. 연료가 떨어진 자동차가 더 이상 달릴 수 없고 전기가 끊기면 기계가 서는 것은 다 위치에너지가 더 이상 공급되지 않기 때문이다.

이같이 반응계에서의 에너지는 창출되지 않으며 소멸되지도 않는다. 다만 그 형태가 전환 또는 전달되는 것이다. 이를 **에너**

지 보존의 법칙 또는 **열역학 제1법칙**이라고 한다.

부록 2.4: 세포호흡대사

세포호흡대사는 3단계에 걸쳐 진행된다. 제1단계인 **해당작용**은 세포질에서 일어나며 포도당은 분해되어 피루브산, [NADH + H^+], ATP가 각각 생성된다. 제2단계인 **크렙스회로**(Kreb's cycle)에서는 세포 안에 있는 미토콘드리아에서 일어난다. 제1단계에서 생성된 피루브산이 더 산화되어 CO_2가 되고 ATP가 생성된다. 세포호흡대사의 제3단계는 세포안에 있는 미토콘드리아의 막에 있는 **전자전달계**에서 일어난다. 제1단계 및 제2단계에서 나온 수소원자에서 분리된 전자는 미토콘드리아 막에 들어 있는 전자전달체계로 들어가 순차적으로 이동하게 된다. 전자가 전달되는 과정에서 ATP가 생성되고 전자전달계를 나온 전자는 최종적으로 산소원자(O)와 수소이온(H^+)과 결합하여 물이 생성된다.

부록 2.5: 발열반응 및 흡열반응

거실 안에 벽난로를 설치하고 나무를 넣어 불을 지피면 거실은 점점 더워진다. 거실이 더워진 것은 방 안의 에너지의 총량이 늘었기 때문이다. 나무에 들어 있는 에너지가 열로 전환되어 거실 안으로 확산되면서 방 안의 에너지 량이 증가한 것이다.

나무가 연소하는 반응은 나무를 구성하는 화합물이 산소와 반응하여 이산화탄소(CO_2)와 물(H_2O)로 전환되면서 열을 낸다. 이같이 반응계에서 반응과 일이 진행되면서 엔탈피의 일부가 열로 전환되어 경계를 넘어 주변으로 방출되는 경우, 이를 **발열반응**(exothermic reaction)이라고 한다. 발열반응이 진행되면 반응계의 엔탈피는 감소($\Delta H < 0$)한다.

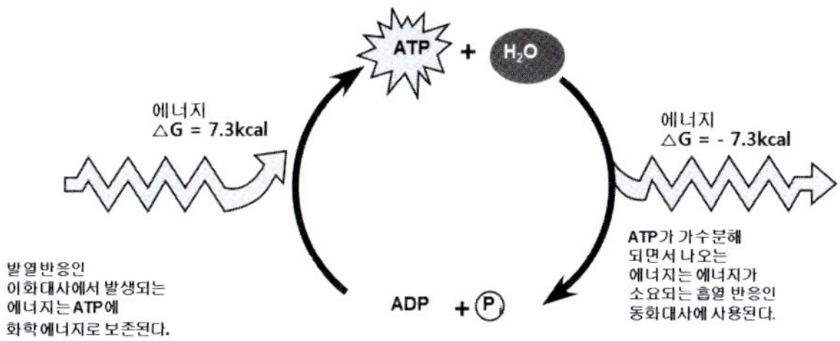

한편, 식물은 무기화합물인 이산화탄소와 물을 포도당으로 합성한다. 식물에서 일어나는 광합성은 태양에서 오는 에너지가 식물체로 들어와 보존되는 반응인 것이다. 주변으로부터 경계를 넘어 에너지를 받아 반응계에 엔탈피가 증가되는 반응을 **흡열반응**(endothermic reaction)이라고 한다. 흡열반응이 진행되면 주변에서 에너지가 들어오기 때문에 반응계의 엔탈피는 증가($\Delta H > 0$)한다.

부록 2.6: 열역학 제2법칙

사람은 에너지가 잔뜩 들어간 긴장한 상태로 있기보다는 느긋이 쉬며 자유롭게 한가히 지내는 에너지가 쏙 빠진 상태가 편한 본성이 있다. 높은 위치에 있는 물이 물길이 열리면 아래로 흘러 내려간다. 높은 곳에 있는 물은 **위치에너지**(potential energy)가 높은 긴장된 상태인데 아래로 내려가서 더 이상 흐를 곳이 없어 곳에 이르면 위치에너지가 낮아진 상태로 있게 되는 것이다. 사람이나 물체나 자유롭게 있고 싶은 것은 매한가지이다.

반응계 안에 들어 있는 물체들의 **자유도**(degree of freedom)를 열역학에서는 **엔트로피**(entropy, S)라고 한다. 반응계에서 자유도가 증가하는 것을 **엔트로피 증가**($\Delta S > 0$)라고 하며 자유도가 줄어들고 점차로 질서가 잡혀가는 것을 **엔트로피 감소**($\Delta S < 0$)라고 한다.

물이 높은 곳에서 낮은 곳으로 흐르고, 열은 온도가 높은 곳에서 낮은 곳으로 전도되고, 전기는 고압에서 저압으로 흐르는 것은 엔트로피가 증가되는 방향으로($\Delta S > 0$) 진행되는 과정이다. 수평을 이룬 물이 더 이상 흐르지 않고, 온도가 같아지면 열은 더 이상 전도되지 않고, 전압이 같아지면 전기가 흐르지 않는 것은 더 이상 엔트로피의 변화가 일어나지 않기($\Delta S = 0$) 때문이다.

특정한 물체에 엔트로피가 줄어들면 위치에너지의 함량은 높아지는 반면에 엔트로피가 높아지면 위치에너지 함량은 낮아진다. 높이 건설된 댐 안에 갇혀 있는 물은 엔트로피가 감소해($\Delta S < 0$) 위치에너지가 높은 상태이고 낮은 곳으로 흘러내려간 물은 엔트로피가 한껏 높아져($\Delta S > 0$) 위치에너지가 낮아진 상태이다.

이같이 에너지는 자유도(엔트로피)가 증가되는 방향으로($\Delta S > 0$) 진행되는 방향으로 진행되며 이 과정으로 에너지는 그 양이 많은 곳에서 적은 곳으로 이동하게 된다. 이를 **열역학 제2법칙**이라고 한다.

부록 2.7: 자유에너지의 변화와 에너지 사용효율

반응계에 들어 있는 에너지의 총합을 **엔탈피**(the total enthalpy, *H*)라고 한다. 엔탈피 중에서 실제로 일을 하는 데 사용되는 에너지를 **자유에너지**(the Gibbs free energy, *G*)라고 한다. 반응계에 *G* 값이 많다는 것은 해당 반응계에 엔탈피(*H*) 중에 실제로 일에 사용되는 자유에너지가 많다는 것을 의미한다.

자유에너지가 높은 곳에서 낮은 곳으로 전달되는 과정에서 운동, 발열, 발광, 소리 등 여러 형태의 일(work)을 하는 힘으로 사용된다. 그리고 일이 진행되기 전의 *G* 값이 일이 진행된 후의 *G* 값과 같아지면 일은 더 이상 진행되지 않는다. [ΔG = G반응 전 상태 — G반응 후 상태]

반응계에서의 자유에너지 변화(ΔG)는 총 엔탈피변화량(ΔH), 반응계 온도(T), 엔트로피 변화(ΔS)와 맞물려 있는데 그 관계는 다음 식과 같다. [$\Delta G = \Delta H - T\Delta S$] 반응계에서 같은 양의 에너지가 사용되더라도(ΔH) 반응온도(T)가 높아지면 실질적으로 일을 하는 데 사용된 에너지(ΔG)는 적어져 에너지 사용효율은 떨어진다.

어떤 일을 하는 과정에 사용된 **총 에너지 변화량**(ΔH) 중에서 목적하는 일에 실질적으로 사용된 **자유에너지 변화량**(ΔG)이 차지하는 비율을 **에너지 사용효율**이라고 한다.

들판과 같이 넓은 공간에서 연료를 연소하면 나오는 열은 공간으로 확대되어 엔트로피 변화가 극대화되기 때문에 어떠한 실체적인 일을 하는 힘을 모을 수가 없게 된다. 그러나 연료를 내연기관처럼 좁고 닫힌 공간에서 연소를 하면 엔트로피의 변화가 최소화하여 자동차를 달리게 하는 힘이 집합되어 나오게 된다. 자동차를 비롯해 내연기관을 이용하여 동력을 얻는 모든 동력기계에 할 수 있으면 연소 공간을 줄이고 냉각 기능을 설치해야 하는 이유인 것이다.

부록 4.1: 유전체 및 유전자

한 생명체가 또 새로운 한 생명체를 만들어 내는 것을 번식 또는 생식이라고 한다. 생명체가 번식하면서 그 외적 형질이 유사하게 보존되는 것을 유전이라고 한다. 생명체에서 나타나는 모양, 행동, 번식 수명 등 겉으로 들어나는 특성을 일컬어 표현형(phenotype)이라고 한다. 각 생물의 본질적인 표현형이 서로 다른 것은 각 생명체에 들어 있는 유전형(genotype)이 서로 다르기 때문이다.

유전형이란 해당 생명체에 들어 있는 DNA의 구조적 특성을 말한다. DNA는 고분자 화합물로 긴 가닥의 모양을 가지고 있으나 이 긴 가닥은 마치 실을 감는 실패와 같은 역할을 하는 단백질, 히스톤(histone)에 감겨져 뭉쳐 있다. 히스톤에 감겨진 DNA는 화학 염료에 염색이 되어 광학 현미경으로 잘 보이기 때문에 DNA를 염색체(chromosome)이라고도 한다.

생명체에 들어 있는 유전체의 수는 각 생명체에 따라 각각 다르다. 예를 들면, 세균은 1개, 파리는 8개, 고양이는 38개, 사람은 46개, 개는 78개, 고사리는 1,200개 이상의 염색체를 갖고 있다.

부록 4.2: 유전자에 들어 있는 유전 정보는 이를 구성하는 염기가 들어 있는 순서로 결정된다.

한 생명체에서 일어나는 유전은 DNA에 들어있는 유전정보가 그대로 후손에게 전달되는 것을 말한다. 유전정보는 아데닌(adenine), 구아닌(guanine), 사이토신(cytosine) 및 티민(thymine)이 들어 있는 순서에 의하여 결정된다.

생명체에서 유전형질을 결정하는 DNA(deoxyribonucleicacid)는 뉴클레오티드(nucleotides)를 기본단위체로 구성된 고분자화합물이다. 뉴클레오티드는 오탄당인 리보오스(ribose)의 제 5' 번 탄소에 인산염(phosphate)이 결합되어 있고 제 1' 번 탄소에 염기가 결합되어 있다. DNA을 구성하는 염기는 아데닌, 구아닌, 사이토신, 및 티민이며 RNA에는 티민 대신에 우라실(uracil)이 들어간다.

뉴클레오티드의 5' 탄소에 연결되어 있는 인산염은 다음 뉴클레오티드의 3' 탄소의 수산기(–OH)와 결합하는데 이 결합이 계속되어 여러 개의 뉴클레오티드(polynucleotides)가 연결된 기다란 가닥(strand)을 형성한다. 그리고 뉴클레오티드 두 가닥이 서로 꼬여지며 이중나선형을 이루게 된다. 그러나 그리고 RNA는 오탄당으로 리보스(ribose)가 들어 있으며 두 가닥이 아닌 한 가닥으로 되어 있다.

부록 4.3: 단백질은 유전체에 들어 있는 유전정보대로 합성된다.

DNA에 들어 있는 유전정보가 전사과정(transcription)을 거쳐 RNA로 전달되면 RNA로 전달되며 RNA는 DNA로부터 전달받은 정보대로 단백질을 생합성하는 중요한 역할을 한다. RNA로 전사된 유전정보대로 RNA의 염기서열이 결정되는데 이 곳에서 염기를 3개씩을 묶어 유전암호(genetic codon)가 만들어진다. 4개의 염기를 3개씩 조합하면, 4^3, 총 64개의 유전암호가 만들어지는데 이 중에서 1개는 시작암호(start codon)를 3개의 종결신호(stop codon)을 지정하며 60개는 20개의 아미노산을 지정한다.

유전자(gene)는 시작암호인 AUG로부터 시작하여 각 아미노산을 지정하는 유전암호가 순서대로 들어 있고 종결신호인 UAA (또는 UAG, UGA)까지를 하나로 묶은 DNA의 특정한 단위를 말한다 한 유전자에 들어 있는 유전암호 순서대로 아미노산이 연결되어 한 개의 단백질이 만들어지기 때문에 '한 유전자로부터 한 단백질이 생성된다. – one protein from one gene' 라는 정의가 성립된다.

한 유전자에 들어 있는 염기서열대로 아미노산이 차례로 펩티드결합으로 연결되어 직선모양인 펩티드가 만들어 지는데 이를 단백질의 일차원 구조라고 하다. 일직선상인 펩티드는 입체적으로 꼬여진 나선형인 이차적원 구조를 형성하고 이들 나선형의 이차원 구조를 가진 단백질이 다시 입체적으로 결합하여 삼차원 구조로 만들게 된다. 그리고 삼차원 구조를 가진 단백질들이 서로 연합하여 사차원 구조가 형성된다.

각 단백질 입체구조는 연결된 아미노산의 특성에 의하여 결정된다. 만약, 각 단백질의 고유한 입체적 구조가 제대로 형성되지 않으면 각 단백질 본연의 활성이 나타나지 않는다. 각 유전자를 구성하는 염기서열이 다르기 때문에 이 정보대로 특정한 아미노산이 고유한 순서로 연결되고 이 고유한 연결순서대로 만들어진 각 단백질의 입체적인 구조는 다 다르게 된다.

부록 4.4: 유전자 변이

유전자의 기능은 염기서열로 결정되며 염기서열은 본질적으로 변함없이 그대로 유지되고 또 유전된다. 그런데 이 유전자 내의 염기서열이 여러 가지 요인에 의하여 변화가 일어나는 경우가 있는데 이를 유전자 돌연변이(mutation)라고 한다. 유전자 돌연변이를 야기하는 요인은 인체 내부적인 요인과 인체 외부적인 요인으로 구분된다.

인체 내부적인 요인은 DNA 복제 중에 오류가 일어나는 것을 말한다. DNA 복제과정에서 10만 개의 염기가 복제되는 중에 한 곳에 오류가 나타나지만 세포에는 오류가 나타난 곳을 검색하고 수정하는 기능이 있어 인체 내부적인 요인에 의한 유전자 돌연변이가 나타나는 빈도는 매우 낮다. 인간 유전체는 $3x10^9$개의 염기로 되어 있는데 인체 자체의 내부적인 요인에 의하여 건강한 사람이라도 일 년 동안에 약 6개의 염기가 변이되는 것으로 추정하고 있다.

부록 12.1 그렐린(Ghrelin)

그렐린은 펩티드(peptide)성 호르몬으로 위벽에 있는 그렐린 분비세포(ghrelinegic cell)에서 분비된다. 이 호르몬은 위가 수축하면 분비되어 뇌 시상하부에 들어 있는 포만감센터(satiety center)를 자극하여 시장기를 느끼게 하여 음식을 찾아 먹게 하기 때문에 일명 공복호르몬(hunger hormone)이라고 한다. 그리고 음식이 위에 들어와 팽창하면 더 이상 분비되지 않는다.

그렐린이 분비되면서 위액의 분비가 시작되고 위의 수축과 이완작용이 시작되어 음식이 위에 들어오는 대로 곧바로 잘 섞여 유미죽을 만드는 예비적 준비를 한다. 이 호르몬은 인체 내에서 합성되어 혈관에서 뇌로 연결하는 장벽(blood-brain barrier)을 통과하는 독특한 특성이 있다.

그렐린은 신경전달펩티드(neuropeptide)의 한 종류로 공복을 느끼게 하는 작용 외에 인체 내에서 에너지(ATP)의 분배와 사용의 속도를 조절하는 중요한 역할을 한다.

그렐린 작용은 몸에 지방이 축적이 되면 지방질 서취를 줄이도록 자극하는 호르몬인 렙틴(leptin)의 작용과 길항적이다. 시상하부에 들어 있는 포만감센터는 그렐린과 렙틴 수용체이기 때문이다.

부록 12.2 세크레틴, 콜레시스토키닌, PYY 및 렙틴

세크레틴은 십이지장의 점막과 일부 소장의 일부인 공장(jejunum)에 있는 S 세포에서 분비된다. 이 호르몬은 인체의 물의 함량을 일정하게(water homeostasis) 조절하며 위 췌장 및 간에서 소화 관련 효소 분비를 조절한다. 세크레틴은 위에서 위산 분비를 억제하고 췌장에서 중탄산(HCO_3^-)을 분비하게 하여 십이지장에서 유미죽을 중성으로 중화하는 역할을 한다.

콜레시스토키닌(cholecystokinin: CCK)은 십이지장에서 분비되는 호르몬으로 단백질과 지질 소화를 촉진하는 역할을 하며 시장기를 억제하는 역할을 한다. CCK는 담랑을 수축하게 하여 당랑에 보관된 답즙을 분비하게 하여 지질이 지질 분해효소에 의하여 분해되도록 하며 췌장과 간에 들어 소화효소 분비를 촉진하기 때문에 파크레오지민(Pancreozymin)이라고도 한다.

PYY로 약칭되는 peptide-tyrosine-tyrosine은 소장의 일부인 회장(ileum)과 대장(colon)에서 분비되는 펩티드성 호르몬이다. PYY는 소화장관 및 혈액에 분비되면 식욕을 줄이는 역할을 한다. 이 호르몬은 위의 활동과 췌장에서 소화효소 분비를 억제하는 대신 소장에서 소화의 효율과 소화된 영양소의 흡수를 올리고 대장에서 물과 전해질의 흡수를 촉진한다.

렙틴(leptin)은 지방세포에서 생산되는 펩티드성 호르몬으로 뇌의 시상하부에 있는 포만센터를 자극하여 시장기를 사라지게 하여 더 이상 지질이나 탄수하물 섭취를 줄이도록 하는 역할을 하여 포만흐르몬(satiety hormone)이라고도 한다. 렙틴의 수용체인 포만센터(satiety center)는 시장기를 느끼게 하는 글렐린의 공동 수용체로서 시장기과 포만감을 길항적으로 조절하여 인체의 에너지 항상성(homeostasis)을 유지하게 한다.

비만한 사람들에서는 렌틴에 대한 민감도가 떨어져 몸에 지방이 에너지를 공급하는 탄수화물과 지방이 많이 축적되어 있음에도 불구하고 이를 감지하지 못하고 계속하여 탄수화물과 지방을 찾아 먹게 되어 결국 몸은 비만하게 되는 것이다.

삶의 본질 그리고 업그레이드

인 쇄 2016년 12월 20일
발 행 2016년 12월 24일

기획처 중향원(衆香園)
편저자 이 계 준
출 판 한림원 출판사
서울시 중구 퇴계로 51길 20
전화: 02-2273-4201

ISBN 978-89-93512-58-8

정가 12,000원